护考应急包

2025
护理学（师）
单科一次过

基础知识 全真模拟试卷与解析

全真模拟试卷（一）

全国卫生专业技术资格考试研究专家组　编写

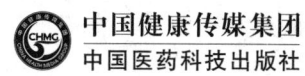

中国健康传媒集团
中国医药科技出版社

内 容 提 要

本书根据最新考试大纲要求，通过分析历年考试真题，并在研究命题规律的基础上精心编写而成。供考生进行模拟自测，梳理对知识点的掌握程度，顺利通关考试。本套试卷分为试题和答案及解析两大部分，以便学生自测后核对答案更加方便。试卷中题型、题量及题目难易程度与考试真题保持高度一致，考生根据自己未通过的科目选择相应的试卷即可。

图书在版编目（CIP）数据

2025护理学（师）单科一次过全真模拟试卷与解析．基础知识/全国卫生专业技术资格考试研究专家组编写．—北京：中国医药科技出版社，2024.9.（2025.2重印）--（护考应急包）．-- ISBN 978-7-5214-4790-3

Ⅰ. R47-44

中国国家版本馆CIP数据核字第2024SU2522号

美术编辑	陈君杞
版式设计	南博文化
出版	中国健康传媒集团｜中国医药科技出版社
地址	北京市海淀区文慧园北路甲22号
邮编	100082
电话	发行：010-62227427　邮购：010-62236938
网址	www.cmstp.com
规格	889×1194mm $^1/_{16}$
印张	8
字数	298千字
版次	2024年9月第1版
印次	2025年2月第2次印刷
印刷	北京金康利印刷有限公司
经销	全国各地新华书店
书号	ISBN 978-7-5214-4790-3
定价	25.00元

版权所有　盗版必究

举报电话：010-62228771

本社图书如存在印装质量问题请与本社联系调换

获取新书信息、投稿、为图书纠错，请扫码联系我们。

编委会

主　编　王　冉

副主编　袁　帅

编　者（以姓氏笔画为序）

王　冉　王海涛　王海燕　白　云

成晓霞　朱静文　李清世　吴　玲

张杰一　罗先平　袁　帅　贾清华

唐秋菊　鲁　林　路　兰　蔡秋霞

谭初花

试题部分

一、以下每一道考题下面有A、B、C、D、E五个备选答案，请从中选择一个最佳答案，并在答题卡上将相应题号的相应字母所属的方框涂黑。

1. 2型糖尿病患者最主要的死因是
   A.糖尿病足
   B.肾脏病变
   C.心脑血管病变
   D.糖尿病视网膜病变
   E.神经病变

2. 溃疡性结肠炎的好发部位是
   A.升结肠中
   B.回盲部
   C.空肠
   D.横结肠
   E.直肠、乙状结肠

3. 在我国，肝硬化的主要病因是
   A.血吸虫病
   B.病毒性肝炎
   C.胆石症
   D.胆道蛔虫病
   E.胃溃疡

4. 引起慢性胃炎常见的细菌是
   A.沙门菌
   B.大肠杆菌
   C.嗜盐杆菌
   D.空肠弯曲菌
   E.幽门螺杆菌

5. 心脏正常的起搏点是
   A.房室结
   B.房室束
   C.左束支
   D.右束支
   E.窦房结

6. 急性腹膜炎发生休克的主要原因是
   A.剧烈疼痛
   B.腹膜吸收大量毒素，血容量减少
   C.肠内积液刺激
   D.大量呕吐致液体丢失
   E.腹胀引起呼吸困难

7. 脑疝形成的机制是
   A.颅腔内容物体积增大
   B.颅内血容量增加
   C.颅内脑脊液增加
   D.颅内压力分布不均
   E.颅内占位性病变

8. 影响子宫内膜由增殖期转变为分泌期的主要激素是
   A.雌激素
   B.孕激素
   C.雄激素
   D.促卵泡素
   E.黄体生成素

9. 引起新生儿败血症最常见的病原菌是
   A.肺炎球菌
   B.葡萄球菌
   C.绿脓杆菌
   D.脑膜炎双球菌
   E.溶血性链球菌

10. 患者男，65岁。酗酒30多年，每日约饮0.5kg白酒。体格检查：肝肋下4cm，脾肋下4cm，颈面部见蜘蛛痣。实验室检查：外周血三系均减少，导致其减少的主要原因是
    A.脾功能亢进
    B.病毒感染
    C.骨髓移植
    D.消化道大出血
    E.肠道吸收障碍

11. 急性心肌梗死患者发生左心衰竭的主要原因是
    A.肺部感染
    B.心脏负荷加重
    C.房室传导阻滞
    D.情绪激动
    E.心肌收缩力减弱和不协调

12. 与小儿急性肾小球肾炎有关的主要病原体是
    A.柯萨奇病毒A
    B.肺炎链球菌
    C.乙型肝炎病毒
    D.金黄色葡萄球菌
    E.A组β溶血性链球菌

13. 系统性红斑狼疮的诱因不包括
    A.过度疲劳
    B.精神创伤
    C.日光照射
    D.感染
    E.高蛋白饮食

14. 容易引起泌尿系统结石的因素**不包括**
    A.尿pH值改变
    B.摄入水量
    C.尿路感染
    D.尿路异物
    E.肾脏功能

15. 尿道球部损伤的常见原因是
    A.腹部挤压
    B.高处跌下
    C.下腹部撞击
    D.会阴部骑跨伤
    E.骨盆骨折

16. 目前我国围生期的时间规定是
    A.孕满28周至出生后第7天
    B.孕满32周至出生后第7天
    C.孕满36周至出生后第7天
    D.孕满38周至出生后第7天
    E.孕满40周至出生后第7天

17. 肾脏的结核感染主要来自于
    A.肺结核
    B.肠结核
    C.骨结核
    D.脑结核
    E.淋巴结核

18. 人体细胞外主要的阳离子是
    A.NH_4^+
    B.Mg^{2+}
    C.Ca^{2+}
    D.K^+
    E.Na^+

19. 为避免大脑遭受不可逆损害，心肺复苏开始的时间最好不要超过
    A.20分钟
    B.15分钟
    C.12分钟
    D.8~10分钟
    E.4~6分钟

20. 某医院内科病房，治疗护士误将甲床病人的青霉素注射给乙床，而将乙床病人的庆大霉素注射给甲床病人。当她发现后心里十分矛盾和紧张，想把此事隐瞒下去。此护士的行为违反了医疗机构从业人员护士行为规范的
    A.不断更新知识，提高专业技术能力和综合素质
    B.严格落实各项规章制度，正确执行临床护理实践和技术规范
    C.工作严谨、慎独，对执业行为负责
    D.严格执行医嘱，发现医嘱违反法律、法规、规章或者临床诊疗技术规范，应及时与医师沟通或按规定报告
    E.按照要求及时准确、完整规范书写病历，认真管理

21. 急性心肌梗死主要由于
    A.肾动脉狭窄
    B.上腔静脉受压
    C.冠状动脉阻塞
    D.主动脉瓣狭窄
    E.肺动脉栓塞

22. 最重要的门、腔静脉交通支是
    A.脐旁静脉与腹壁下静脉交通支
    B.脐旁静脉与腹壁上静脉交通支
    C.胃底、食管下段交通支
    D.直肠下段、肛管交通支
    E.腹膜后交通支

23. 小儿缺铁性贫血最主要的原因是
    A.铁摄入量不足
    B.铁吸收障碍
    C.先天储铁不足
    D.生长发育过快
    E.铁丢失过多

24. 新生儿寒冷损伤综合征的病因**不包括**
    A.感染窒息
    B.保暖不当
    C.母乳性黄疸
    D.新生儿败血症
    E.早产低体重

25. 泌尿系统梗阻的最严重后果是
    A.肾衰竭
    B.肾小球滤过率降低
    C.肾功能损害
    D.肾积水
    E.肾结石

26. 早产儿缺乏肺泡表面活性物质可引起
    A.肺气肿
    B.肺水肿

C.呼吸暂停
D.坠积性肺炎
E.肺透明膜病

27.糖尿病对孕妇的影响**不正确**的是
A.羊水过多发生率高
B.手术产率相对高
C.妊娠期高血压疾病发生率相对高
D.流产率相对高
E.受孕率相对高

28.与原发性癫痫的发生有关的因素是
A.遗传因素
B.颅脑外伤
C.脑血管病
D.脑肿瘤
E.脑膜炎

29.婴儿发生生理性贫血的时期是
A.生后10~12个月
B.生后8~9个月
C.生后6~7个月
D.生后4~5个月
E.生后2~3个月

30.下列措施不能减轻心衰患者心脏前负荷的是
A.低热量饮食
B.低盐饮食
C.两腿下垂
D.控制输液速度
E.半坐卧位

31.泌尿系梗阻的早期病理改变是
A.肾积水
B.梗阻以上的尿路扩张
C.肾实质萎缩
D.菌血症
E.肾功能损害

32.关于呼吸系统结构的叙述，**错误**的是
A.胸膜腔为潜在的密闭腔隙
B.肺泡是气体交换的场所
C.直径小于2mm的细支气管为小气道
D.呼吸道以喉为界，分为上、下呼吸道
E.气管在隆突处分为左、右主支气管

33.肾盂肾炎最常见的致病菌是
A.粪链球菌
B.厌氧菌
C.葡萄球菌
D.大肠杆菌
E.变形杆菌

34.成人缺铁性贫血最常见的原因是
A.饮食中缺铁
B.铁吸收不良
C.慢性失血
D.骨髓造血不良
E.铁需要量过多

35.患者女，30岁，左手腕受伤不慎离断，断肢的保存方法是
A.生理盐水浸泡
B.10%葡萄糖液浸泡
C.伤口外用抗生素
D.干燥包裹、4℃左右冷藏
E.0℃以下低温冷冻保存

36.肾蒂损伤最严重的临床表现是
A.血尿
B.休克
C.肿块
D.疼痛
E.排尿困难

37.护士给患者测量血压时，发现患者睡着了，此时正确的做法是
A.等患者醒后再测
B.叫醒患者，告知患者后测量血压
C.查阅病历，判断可否等患者醒后再测
D.继续完成操作
E.不测，按平时情况估计血压值记录

38.腹外疝发病原因中最重要的是
A.腹壁有薄弱点或腹壁缺损
B.长期便秘
C.腹部手术后
D.慢性咳嗽
E.排尿困难

39.卵巢因素导致不孕的根本原因是
A.不排卵
B.多囊卵巢
C.卵裂异常
D.影响受精
E.精卵结合异常

40.烧伤的病因**不包括**
A.放射线
B.超声波
C.光源
D.电击

E.酸碱等化学物质

41.肺炎球菌肺炎患者的热型是
   A.稽留热
   B.弛张热
   C.间歇热
   D.不规则热
   E.波状热

42.患儿女,1岁半。发热、流涕3天,今日外耳道流出少量脓性分泌物,考虑为中耳炎。其易患中耳炎的原因是
   A.后鼻道狭窄
   B.鼻腔相对较小
   C.鼻窦口相对较大
   D.咽鼓管宽、短、直
   E.喉部较长,呈漏斗状

43.慢性肾衰竭患者贫血的最主要原因是
   A.铁缺乏
   B.叶酸缺乏
   C.消化道出血
   D.营养不良
   E.促红细胞生成素缺乏

44.患儿,女,6个月,诊断为粟粒型肺结核,关于此患儿病情特点的叙述,**错误**的是
   A.病情重而不典型
   B.易伴发结核性脑膜炎
   C.病情进展慢
   D.累及器官多
   E.死亡率高

45.患者男,40岁,饱餐后出现上腹持续性疼痛并向左肩、腰背部放射,伴恶心呕吐,诊断为急性胰腺炎,入院后收集的资料中与其疾病相关的是
   A.患者父亲因冠心病去世
   B.平时喜食素食
   C.不嗜烟酒
   D.有胆绞痛史
   E.24岁时做过阑尾切除术

46.胃癌最主要的转移途径是
   A.淋巴转移
   B.直接蔓延
   C.腹腔内种植
   D.血行转移
   E.盆腔内种植

47.关节脱位以手法复位为主,最好在伤后几周内进行
   A.1周

B.2周
C.3周
D.4周
E.5周

48.患者女,26岁,去某医院做彩超检查,护士站里一位护士告诉该患者做彩超前需要饮用大量的水,并且解释了饮水的量和原因,在等待检查的过程中,该患者有尿意难忍,遂向护士反映,护士查看了该患者的状态,向医生反映,同时与前面的患者沟通过后,将该患者的序号向前调动,让其提前检查。检查结束之后,护士主动告知该患者洗手间的位置。分析上述案例,下列选项从医学伦理视角**错误**的是
   A.护士履行了维护病人的健康,减轻病人痛苦的义务
   B.护士履行了解释说明的义务,向患者解释了做法和原因
   C.护士的行为,融洽了医患关系
   D.护士违背了自主公正原则,侵犯了其他患者的合法权益
   E.护士实施有效沟通,对患者进行了人文关怀

49.心脏正常的起搏点是
   A.窦房结
   B.房室束
   C.左束支
   D.右束支
   E.房室结

50.关于胎盘早剥的叙述,正确的是
   A.对孕妇无影响
   B.分娩期不易发生
   C.是指前置胎盘在胎儿娩出后从子宫壁剥离
   D.是指正常位置胎盘在胎儿娩出前从子宫壁剥离
   E.多发生于妊娠28周后

51.最常见的心脏瓣膜病是
   A.联合瓣膜病变
   B.二尖瓣狭窄
   C.三尖瓣狭窄
   D.主动脉瓣病变
   E.肺动脉瓣病变

52.患者,男,45岁。从事仓库管理员20年。双下肢内侧皮下静脉隆起、迂曲、呈团块状,足靴区色素沉着,诊断为原发性静脉曲张。其病因**不包括**
   A.长时间站立工作
   B.静脉壁薄弱
   C.从事负重工作
   D.工作环境寒冷
   E.静脉瓣膜发育不良

53. 闭合性损伤造成腹腔内出血的常见原因是
    A.肠壁破裂
    B.肠系膜损伤
    C.腹膜后血肿
    D.实质脏器破裂
    E.膀胱破裂

54. 患者，男，64岁。以慢性支气管炎并发阻塞性肺气肿入院。于一阵干咳后突感左上胸剧烈胸痛，出现明显呼吸困难、不能平卧，听诊左肺呼吸音明显减弱，应考虑为
    A.肺栓塞
    B.渗出性胸膜炎
    C.急性肺炎
    D.自发性气胸
    E.急性心肌梗死

55. 急性腹膜炎的标志性体征是
    A.持续高热
    B.腹胀明显
    C.肠鸣音消失
    D.腹膜刺激征
    E.移动性浊音

56. 颅底骨折易导致颅内感染的原因是
    A.抵抗力下降
    B.脑脊液逆流
    C.内开放骨折
    D.合并软组织出血
    E.颅底骨面凹凸不平

57. 冠状动脉严重狭窄时，心肌缺血达多长时间即可发生急性心肌梗死
    A.10~20分钟以上
    B.20~30分钟以上
    C.30~40分钟以上
    D.40~50分钟以上
    E.50~60分钟以上

58. 传染病的基本特征**不包括**
    A.有病原体
    B.有传染性
    C.有流行性、地方性
    D.感染后有免疫性
    E.有阶段性

59. 急性主动脉夹层动脉瘤患者最典型的胸痛性质是
    A.压榨性疼痛
    B.撕裂性剧痛
    C.窒息样疼痛
    D.针刺样疼痛
    E.压榨样疼痛

60. 腰椎间盘突出症的基本因素是
    A.妊娠
    B.遗传因素
    C.腰部软组织感染
    D.腰椎间盘退行性变
    E.腰椎间盘急性损伤

61. 关于预防新生儿臀红的措施，**不正确**的是
    A.勤换尿布
    B.避免尿液和粪便长时间刺激
    C.垫塑料布防止床单潮湿
    D.大便后用温水洗净臀部
    E.包裹不可过松或过紧

62. 患者女，48岁。主诉经期延长，平常月经规律，近4个月来月经期长达10天，且出血量多，妇科检查未见异常，诊断为功能失调性子宫出血，最佳的止血方法是
    A.止血药
    B.雌激素
    C.雄激素
    D.刮宫术及送病理检查
    E.中草药

63. 导致支气管哮喘患者症状反复发作的最重要因素是
    A.遗传因素
    B.支气管平滑肌舒缩功能失调
    C.β受体敏感性降低
    D.支气管黏膜下迷走神经感受器敏感
    E.气道慢性炎症

64. 患者男，30岁。高热，右上腹痛7天，B型超声波检查提示肝脓肿，曾有胆囊炎病史。其感染来源最可能是
    A.胆道感染
    B.阑尾炎
    C.右膈下脓肿
    D.脓毒血症
    E.急性胰腺炎

65. 高血压脑病指的是
    A.外来血栓堵塞脑动脉
    B.脑肿瘤
    C.脑血管内压高而破裂
    D.血液黏稠致脑血栓形成
    E.脑小动脉严重痉挛致脑水肿

66. 引起原发性肝癌的原因**不包括**
    A.乙型病毒性肝炎
    B.肝硬化

C.饮食中含多量粗纤维
D.长期饮用蓝绿藻污染水
E.黄曲霉真菌感染

C.胆汁淤积
D.药物中毒
E.循环障碍

67.短暂性脑缺血发作的主要病因是
A.动脉硬化
B.结节性动脉炎
C.先天性血管畸形
D.风湿性心脏瓣膜病
E.持久发作心房颤动

74.适用于冠心病病人的麻醉药物是
A.恩氟烷
B.异氟烷
C.七氟烷
D.地氟烷
E.氟烷

68.患者男,56岁。急性肾功能衰竭少尿期,出现呼吸困难、头痛、软瘫、腹胀,心电图示:T波高尖,Q-T期间延长。该患者最可能发生了
A.低钾血症
B.高钾血症
C.水中毒
D.尿毒症
E.酸中毒

75.内痔好发于截石位的
A.3、5、9点
B.4、8、11点
C.4、7、11点
D.5、9、12点
E.3、7、11点

76.下列可引起肾后性肾衰竭的是
A.脱水
B.腹泻
C.急性肾炎
D.先天性尿路畸形
E.急性肾盂肾炎

69.正常脐带中应含有
A.一条脐静脉和一条脐动脉
B.一条脐静脉和两条脐动脉
C.一条股静脉和两条股动脉
D.一条上腔静脉和两条颈动脉
E.一条脐静脉和两条脐动脉

77.患者,男,45岁。1小时前酒后突然呕鲜血2次,共约300ml。诊断为肝硬化、门静脉高压症。最可能出现交通支的曲张、破裂出血的部位是
A.前腹壁
B.肠系膜血管
C.胃底食管下段
D.直肠下端肛管
E.腹膜后

70.甲状腺危象治疗过程中**禁用**的药物是
A.异丙嗪
B.阿司匹林
C.抗生素
D.丙硫氧嘧啶
E.碘化钠

71.上消化道大出血最常见的病因是
A.消化性溃疡
B.食管胃底静脉曲张破裂出血
C.急性糜烂性出血性胃炎
D.胆管结石
E.胃癌

78.各类休克共同的病理生理改变是
A.酸碱平衡失调
B.组织细胞坏死
C.外周血管阻力升高
D.有效循环血量锐减
E.心排出量减少

72.子宫颈癌的好发部位是
A.子宫颈外口
B.子宫峡部
C.子宫颈管内
D.宫颈鳞-柱状上皮交界处
E.宫颈阴道部

79.婴儿肠道一般为身长的
A.2~3倍
B.3~4倍
C.4~5倍
D.5~7倍
E.7~9倍

73.我国肝硬化最常见的病因是
A.酒精中毒
B.乙型肝炎

80.中暑的主要病因是
A.环境湿度过大
B.对高温环境的适应能力不足

C.汗腺功能障碍
D.散热障碍
E.环境温度过高

81.慢性肺源性心脏病的发病机制是
　　A.右心前负荷加重
　　B.右心后负荷加重
　　C.左心前负荷加重
　　D.左心后负荷加重
　　E.左心前、后负荷加重

82.新生儿期应进行的预防接种是
　　A.百白破疫苗
　　B.脊髓灰质炎疫苗
　　C.麻疹疫苗
　　D.卡介苗
　　E.流脑疫苗

83.小儿泌尿道感染最常见的病菌是
　　A.大肠埃希菌
　　B.变形杆菌
　　C.克雷伯杆菌
　　D.大肠杆菌
　　E.革兰阳性球菌

84.血小板来源于骨髓中的
　　A.浆细胞
　　B.单核细胞
　　C.巨核细胞
　　D.巨噬细胞
　　E.组织嗜碱细胞

85.患者女，23岁。生长在高原缺碘地区。一年前发现颈前部结节状肿物，现肿物变化不大，无任何不适。最可能的诊断是
　　A.甲状腺腺瘤
　　B.甲状腺癌
　　C.单纯性甲状腺肿
　　D.甲状腺功能亢进症
　　E.桥本甲状腺炎

86.尿道裂伤引起的急性尿潴留，最有效的护理措施为
　　A.按摩腹部
　　B.热敷
　　C.强行导尿
　　D.膀胱穿刺造瘘
　　E.改变排尿姿势

87.患者，女，32岁。妊娠33周，突感有较多液体自阴道流出，胎心70~80次/分，阴道检查有条索状物脱出宫颈2cm。其胎心异常的最可能原因为

A.胎头受压
B.脐带打结
C.脐带脱垂
D.脐带先露
E.脐带绕颈

88.类风湿关节炎引起自身免疫反应的因子是
　　A.自身抗体IgM
　　B.外源性抗体
　　C.自身抗体IgA
　　D.胶原蛋白
　　E.Ⅱ型胶原抗体

89.护理伦理从本质上来看，属于
　　A.社会公德
　　B.职业道德
　　C.家庭道德
　　D.个人私德
　　E.传统道德

二、以下提供若干组考题，每组考题共同使用在考题前列出的A、B、C、D、E五个备选答案。请从中选择一个与考题关系最密切的答案，并在答题卡上将相应题号的相应字母所属的方框涂黑。每个备选答案可能被选择一次、多次或不被选择。

（90~92题共用备选答案）
　　A.高位梗阻
　　B.结肠梗阻
　　C.绞窄性肠梗阻
　　D.麻痹性肠梗阻
　　E.不完全性肠梗阻
90.呕吐频繁可见于
91.有少量排便排气可见于
92.血性呕吐物可见于

（93~94题共用备选答案）
　　A.儿童期
　　B.青春期
　　C.性成熟期
　　D.围绝经期
　　E.老年期
93.36岁女性属于
94.50岁女性属于

（95~96题共用备选答案）
　　A.清宫术
　　B.引产
　　C.药物流产
　　D.手术切除子宫
　　E.化疗

95.一旦发现葡萄胎,应尽快行

96.侵蚀性葡萄胎治疗以何种方式为主

(97~98题共用备选答案)

  A.大脑
  B.心脏
  C.肾脏
  D.脾脏
  E.肺脏

97.一氧化碳中毒最先受损的部位是

98.系统性红斑狼疮最常受损的部位是

(99~100题共用备选答案)

  A.24小时内
  B.2~3天
  C.3~4天
  D.4~6天
  E.7~10天

99.新生儿第一次排除胎粪时间为出生后

100.新生儿生理性黄疸开始出现时间为出生后

答案与解析

序号	1	2	3	4	5	6	7	8	9	10
答案	C	E	B	E	E	B	D	B	B	A
序号	11	12	13	14	15	16	17	18	19	20
答案	E	E	E	E	D	A	A	E	E	B
序号	21	22	23	24	25	26	27	28	29	30
答案	C	C	A	C	A	E	E	A	E	A
序号	31	32	33	34	35	36	37	38	39	40
答案	B	D	D	C	D	B	B	A	A	B
序号	41	42	43	44	45	46	47	48	49	50
答案	A	D	E	C	D	A	C	D	A	D
序号	51	52	53	54	55	56	57	58	59	60
答案	B	D	D	D	D	B	B	E	B	D
序号	61	62	63	64	65	66	67	68	69	70
答案	C	D	E	A	E	C	A	B	B	B
序号	71	72	73	74	75	76	77	78	79	80
答案	A	D	B	C	E	D	C	D	D	E
序号	81	82	83	84	85	86	87	88	89	90
答案	B	D	A	C	C	D	C	A	B	A
序号	91	92	93	94	95	96	97	98	99	100
答案	E	C	C	D	A	E	A	C	A	B

1.解析：心脑血管病变是糖尿病最严重而突出的并发症，是2型糖尿病患者最主要的死因。

2.解析：溃疡性结肠炎的好发部位是直肠、乙状结肠。

3.解析：我国肝硬化的主要病因是病毒性肝炎，国外肝硬化的主要病因是酒精中毒。

4.解析：慢性胃炎约90%由幽门螺杆菌引起。引起急性单纯性胃炎的细菌，以沙门菌、嗜盐杆菌最常见。

5.解析：心脏传导系统包括窦房结、结间束、房室结、房室束、左右束支及其分支和浦肯野纤维。窦房结为心脏正常的起搏点，自律性最高，窦房结内的兴奋传至心房肌，使心房收缩。

6.解析：急性腹膜炎是外科临床上常见的病症，严重的腹膜炎可以引起休克，危及生命。急性腹膜炎引起休克的主要原因包括：液体丢失引起有效循环血容量不足，细菌毒素及代谢产物堆积导致毛细血管及容量血管广泛扩张及对心脏收缩产生抑制。故本题选B。

7.解析：当颅内压增高到一定程度时，尤其是占位性病变使颅内各分腔之间的压力不平衡，使一部分脑组织通过生理性孔隙，从高压区向低压区移位形成脑疝。故本题选D。

8.解析：孕激素可使增殖期子宫内膜转化为分泌期内膜，有利于受精卵着床，抑制输卵管节律性收缩。故选B。

9.解析：新生儿败血症的病因：免疫系统功能不完善，皮肤黏膜屏障功能差，血液中补体少，白细胞在应激状态下杀菌力下降，T细胞对特异性抗原反应差，细菌一旦侵入易导致全身感染。病原菌以葡萄球菌、大肠埃希菌常见。故本题选B。

10. 解析：当肝硬化出现脾功能亢进时，脾对血细胞破坏增加，使外周血中白细胞、红细胞和血小板减少。故本题选A。

11. 解析：急性心肌梗死患者发生心力衰竭的主要原因是心肌缺血性损伤和坏死。主要发生的是急性左心衰竭，可在起病初几天内或在梗死演变期出现，为梗死后心肌收缩力显著减弱或不协调所致。故本题选E。

12. 解析：急性肾小球肾炎常因溶血性链球菌感染所致，常见于上呼吸道感染（多为扁桃体炎）、猩红热、皮肤感染等链球菌感染后。感染的严重程度与急性肾炎的发生和病变轻重并不完全一致。故本题选E。

13. 解析：SLE的病因尚不清楚，目前认为与遗传、性激素、环境因素（阳光照射）、药物（普鲁卡因胺、氯丙嗪）等有关。主要诱因有过度疲劳、精神创伤、日光照射、感染。故本题选E。

14. 解析：引起泌尿系统结石的因素包括年龄、性别、职业、饮食成分和结构、水分摄入量、气候、代谢和遗传等因素，肾脏功能与泌尿系结石形成无关。

15. 解析：会阴部骑跨伤可引起尿道球部损伤，使会阴、阴茎、阴囊和下腹壁肿胀、淤血。

16. 解析：我国围生期是指孕满28周至出生后第7天。

17. 解析：肾结核几乎都继发于肺结核，偶见继发于骨关节、淋巴及肠结核。

18. 解析：细胞外液中最主要的阳离子是Na^+，主要的阴离子是Cl^-、HCO_3^-和蛋白质。

19. 解析：心搏骤停一旦发生，4~6min后会造成脑组织的不可逆的损害，因此心肺复苏最佳开始时间不要超过4~6min。

20. 解析：治疗护士未严格执行查对制度，导致出现了差错事故；出了差错事故后未及时执行差错事故上报制度，而是想隐瞒下去。此护士的行为违反了医疗机构从业人员护士行为规范的严格落实各项规章制度，正确执行临床护理实践和技术规范。

21. 解析：急性心肌梗死是心肌的缺血坏死，其基本的病因是冠状动脉粥样硬化引起冠状动脉阻塞等。

22. 解析：门静脉与腔静脉之间的四个交通支是胃底、食管下段交通支，直肠下端、肛管交通支，前腹壁交通支，腹膜后交通支。其中胃底、食管下段交通支最重要，因其可引起上消化道大出血。

23. 解析：小儿缺铁性贫血最主要的原因是喂养不当，造成铁摄入量不足引起。

24. 解析：寒冷、早产、感染、窒息是新生儿寒冷损伤综合征发生的主要病因。

25. 解析：尿路梗阻可导致肾积水和肾功能损害，若为双侧尿路梗阻，将导致肾衰竭。

26. 解析：胎儿到第30周左右，表面活性物质才移到肺泡表面。30周前出生的早产儿，肺泡表面活性物质缺乏可导致肺透明膜病。

27. 解析：糖尿病对孕妇的影响：受孕率降低，流产率相对高，妊娠期并发症发生率明显增高，感染发生率增高，羊水过多发生率增加。

28. 解析：原发性癫痫又称特发性癫痫，与遗传因素有关。

29. 解析：婴儿2~3个月时，红细胞数降至3.0×10^{12}/L，血红蛋白量降至110g/L左右，出现轻度贫血，称为"生理性贫血"。

30. 解析：减轻心衰患者心脏前负荷的措施包括：协助患者取半坐卧位或端坐位（双腿下垂）、使用利尿剂、低盐饮食、控制输液的量和速度等。

31. 解析：泌尿系梗阻的早期病理改变是梗阻部位以上的尿路扩张。

32. 解析：以环状软骨为界，呼吸道分为上、下呼吸道两个部分。

33. 解析：肾盂肾炎致病菌主要为大肠杆菌。

34. 解析：成人缺铁性贫血最常见原因是慢性失血，如慢性胃肠道失血、月经过多等。

35. 解析：断肢（指）应采用干燥包裹、4℃左右冷藏法保存，即将断肢用无菌或清洁敷料包扎好，放入塑料袋中，再放在加盖的容器内，外围加冰块保存。

36. 解析：肾蒂是指出入肾门的结构，包括肾动脉、肾静脉、肾盂、淋巴管和神经。肾蒂损伤，血管断裂，引起大出血造成失血性休克，需要立即救治。

37. 解析：护士给患者测量血压时，发现患者睡着了，护士应叫醒患者，向患者解释按照规定时间测量血压的重要性，然后给患者测量血压。

38. 解析：腹外疝发病的原因分为两个方面，一方面是腹内压升高，如经常啼哭、重体力劳动、妊娠、便秘、排尿困难、腹腔肿瘤等；另一方面是腹壁抵抗力下降，如腹壁薄弱或缺损。腹壁薄弱或缺损是腹外疝的发病基础，腹腔内压力增高是重要的诱因。

39. 解析：卵巢因素导致不孕的根本原因是由于下丘脑垂体卵巢轴功能紊乱、全身性疾病、卵巢病变等导致无排卵。

40. 解析：烧伤是由各种热力、光源、化学腐蚀及放射线等因素所致，超声波不会引起烧伤。

41. 解析：稽留热的特点是体温达39℃~40℃，持续数日或数周，24小时波动范围不超过1℃，常见于伤寒、肺炎球菌肺炎等。

42. 解析：小儿咽鼓管接近水平，且咽鼓管短、直、宽，故小儿鼻炎容易引起中耳炎。

43. 解析：慢性肾衰竭引起贫血最主要的原因是肾脏产生的促红细胞生成素减少。

44. 解析：6个月以下婴儿患粟粒型肺结核的特点为病情重而不典型，累及器官多，特别是伴发结核性脑膜炎者居多，病程进展快，病死率高。

45. 解析：在国内急性胰腺炎最主要的病因是胆道疾病，如胆囊结石、胆囊炎、胆道梗阻等。上述患者入院后诊断为急性胰腺炎，入院评估时应重点评估患者既往有无胆绞痛病史。

46. 解析：胃癌主要通过淋巴途径转移。

47. 解析：关节脱位以手法复位为主，最好在伤后3周内进行。早期复位容易成功，且功能恢复好。

48. 解析：上述患者因做彩超需要大量饮水，饮水后患者在等候检查期间，尿意难忍。为了保证检查结果的准确性，同时也为了减轻患者的痛苦，护士与其他患者充分沟通后，让该患者提前检查，既减轻了候诊患者的痛苦，又维护了其他患者的知情同意权。

49. 解析：窦房结是心脏的正常起搏点。

50. 解析：胎盘早剥指妊娠20周后或分娩期，正常位置的胎盘在胎儿娩出前，部分或全部从子宫壁剥离。

51. 解析：最常见的心脏瓣膜病是二尖瓣狭窄。

52. 解析：原发性静脉曲张的病因主要包括：①静脉壁发育不良、静脉壁内弹力纤维较少等。②静脉压力增高，可能与重体力劳动及长期站立有关。③下肢深静脉瓣膜功能不良时，静脉血逆流。④下肢深静脉血栓形成，血栓堵塞了下肢深静脉，下肢静脉血只能通过浅静脉回流。

53. 解析：实质脏器破裂最易导致腹腔内出血，引起低血容量性休克。

54. 解析：阻塞性肺气肿患者，一阵干咳后突感左上胸剧烈胸痛，出现明显呼吸困难、不能平卧，听诊左肺呼吸音明显减弱，考虑并发了自发性气胸。

55. 解析：急性腹膜炎是由于细菌或化学物质作用于腹膜引起的急性腹膜炎症。患者出现腹部压痛、反跳痛和腹肌紧张，即腹膜刺激征是典型体征。

56. 解析：颅底骨折易撕裂硬脑膜形成脑脊液漏，颅脑与外界相通，进入耳道、鼻腔的脑脊液逆流，引起颅内感染。

57. 解析：在冠状动脉严重狭窄的基础上，一旦心肌需血量猛增或冠状动脉血供锐减，使心肌缺血达20~30分钟以上，即可发生急性心肌梗死。

58. 解析：传染病的基本特征包括：有病原体、有传染性、有流行病学特征（流行性、地方性、季节性）、感染后有免疫力。

59. 解析：急性主动脉夹层动脉瘤患者最典型的胸痛性质是突然出现前胸部呈刀割样撕裂痛，并沿着扩散方向放射到背部及腹部。

60. 解析：腰椎间盘突出症的基本病理改变是椎间盘的退行性变。

61. 解析：臀红的发生与尿液、粪便长时间刺激有关。一旦发生臀红，应采取下列处理措施：每次大小便后用温水洗净，适当暴露臀部，用烤灯疗法；勤换尿布，氧化锌软膏涂抹臀红处，禁忌使用塑料尿布。

62. 解析：功能失调性子宫出血患者反复出血或出血多，保守治疗无效，不能排除子宫内膜病变者可行分段诊刮，刮出物送病理检查，既可迅速止血又可明确诊断。

63. 解析：气道的慢性炎症是导致支气管哮喘反复发作的重要因素。

64. 解析：胆道系统是病原菌入侵肝脏最主要的途径。肝脓肿患者有胆囊炎病史，故最可能的感染来源是胆道感染。

65. 解析：高血压脑病是指脑小动脉严重痉挛导致脑水肿，患者出现严重头痛、呕吐、意识障碍、精神错乱、抽搐、甚至昏迷。

66. 解析：原发性肝癌与肝硬化、病毒性肝炎以及黄曲霉素、饮用水污染等有关。

67. 解析：颈内动脉粥样硬化是引起短暂性脑缺血发作最主要的病因。

68. 解析：急性肾功能衰竭时，患者钾排出障碍，可能会出现高钾血症。高钾血症时，心电图上可见T波高尖，Q-T间期延长。故本题选B。

69. 解析：胎儿的营养是通过脐带连接胎盘上血管由母体供应。脐带内含两条动脉，一条静脉。

70.解析：阿司匹林可与甲状腺激素结合球蛋白结合，使血中游离甲状腺激素水平升高，从而加重病情，因此甲状腺危象治疗过程中禁用阿司匹林。

71.解析：上消化道出血是指食管、胃、十二指肠以及胆道、胰腺的出血。其最常见的病因依次为胃、十二指肠溃疡，食管-胃底静脉曲张，急性胃黏膜损害，胃癌。

72.解析：宫颈癌的好发部位在宫颈鳞状上皮和柱状上皮的交界处。

73.解析：在我国引起肝硬化的病因以乙型病毒性肝炎为主。

74.解析：七氟烷用于成年人和儿童全身麻醉的诱导和维持，包括住院和门诊患者。

75.解析：内痔的好发部位为左侧，右前，右后，即截石位的3点、7点、11点。

76.解析：肾后性肾衰的主要原因是尿路梗阻等。先天性尿路畸形可引起尿液排出不畅，引起肾后性肾衰竭。

77.解析：患者被诊断为肝硬化、门静脉高压症，最可能并发胃底食管下端曲张静脉破裂，引起上消化道出血。

78.解析：有效循环血量锐减，外周组织灌注不足是各类休克的共同特征。

79.解析：婴儿肠道相对较成人长，一般为身长的5~7倍。

80.解析：中暑是指人体在高温环境下，由于水和电解质丢失过多、散热功能障碍，所引起的以中枢神经系统和心血管功能障碍为主要表现的热损伤性疾病。

81.解析：慢性肺源性心脏病是由肺组织、肺动脉血管或胸廓的慢性病变引起肺组织结构和功能异常，导致肺血管阻力增加，肺动脉压升高，右心后负荷增加，最终引起右心衰竭。

82.解析：出生后2~3天即应接种卡介苗。

83.解析：小儿尿路感染的致病菌多为肠道革兰阴性菌，80%以上为大肠埃希菌，其次为克雷伯杆菌、肠杆菌、变形杆菌等。

84.解析：血小板由骨髓造血组织中的巨核细胞产生。

85.解析：单纯性甲状腺肿是因缺碘、致甲状腺肿物质等原因引起的代偿性甲状腺肿大，不伴甲状腺功能亢进或减退。单纯性甲状腺肿主要表现为甲状腺弥漫性肿大，后期可发展为结节性肿大。

86.解析：尿道裂伤引起的急性尿潴留，最有效的处理措施是膀胱穿刺造瘘。

87.解析：妊娠晚期有较多液体自阴道流出，应考虑为胎膜早破。胎儿出现胎心下降，阴道检查有条索状物脱出宫颈2cm，最可能的原因为脐带脱垂引起胎儿宫内缺氧。

88.解析：类风湿关节炎是某些病原体感染人体，在某些诱因作用下，侵及滑膜及淋巴细胞，引发自身免疫反应，产生一种自身性抗体IgM，称类风湿因子。

89.解析：护理伦理从本质上来看，属于护理职业道德范畴。

90~92题解析：完全性肠梗阻表现为严重的腹痛、呕吐、腹胀、肛门排气排便停止，不完全性肠梗阻较之完全性肠梗阻症状较轻，可有少量排便排气。高位肠梗阻时呕吐出现早而频繁，吐出物主要为胃及十二指肠内容物。绞窄性肠梗阻时，肠管血运障碍，呕吐物呈血性。

93.解析：性成熟期一般自18岁左右开始，持续约30年。36岁女性属于性成熟期。

94.解析：卵巢功能逐渐衰退，生殖器官开始萎缩向衰退过渡的时期，称为围绝经期。可始于40岁，历时短至1~2年，长至10余年。50岁女性即属于围绝经期。

95.解析：葡萄胎一经确诊，应立即清宫，刮出组织送病理检查。

96.解析：侵蚀性葡萄胎治疗以化疗为主，手术为辅。

97.解析：一氧化碳中毒会引起全身组织缺氧，其中最先受损的部位是大脑。

98.解析：系统性红斑狼疮最常受损的部位是肾脏，几乎所有的病人都有肾脏损害。

99.解析：新生儿第一次排出胎粪时间为出生后12~24小时。

100.解析：新生儿生理性黄疸开始出现时间为出生后2~3天。

护考应急包

2025 护理学（师）单科一次过

基础知识 全真模拟试卷与解析

全真模拟试卷（二）

全国卫生专业技术资格考试研究专家组　编写

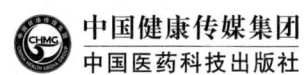

中国医药科技出版社

内 容 提 要

本书根据最新考试大纲要求，通过分析历年考试真题，并在研究命题规律的基础上精心编写而成。供考生进行模拟自测，梳理对知识点的掌握程度，顺利通关考试。本套试卷分为试题和答案及解析两大部分，以便学生自测后核对答案更加方便。试卷中题型、题量及题目难易程度与考试真题保持高度一致，考生根据自己未通过的科目选择相应的试卷即可。

图书在版编目（CIP）数据

2025护理学（师）单科一次过全真模拟试卷与解析. 基础知识 / 全国卫生专业技术资格考试研究专家组编写. 北京：中国医药科技出版社，2024.9.（2025.2重印）--（护考应急包）. -- ISBN 978-7-5214-4790-3

Ⅰ. R47-44

中国国家版本馆CIP数据核字第2024SU2522号

美术编辑	陈君杞
版式设计	南博文化
出版	**中国健康传媒集团** | 中国医药科技出版社
地址	北京市海淀区文慧园北路甲22号
邮编	100082
电话	发行：010-62227427　邮购：010-62236938
网址	www.cmstp.com
规格	889×1194mm $^1/_{16}$
印张	8
字数	298千字
版次	2024年9月第1版
印次	2025年2月第2次印刷
印刷	北京金康利印刷有限公司
经销	全国各地新华书店
书号	ISBN 978-7-5214-4790-3
定价	**25.00元**

版权所有　盗版必究

举报电话：010-62228771

本社图书如存在印装质量问题请与本社联系调换

获取新书信息、投稿、为图书纠错，请扫码联系我们。

试题部分

一、以下每一道考题下面都有A、B、C、D、E五个备选答案。请从中选择一个最佳答案，并在答题卡上将相应题号的相应字母所属的方框涂黑。

1. 腹外疝的常见原因**不包括**
   A. 剧烈运动
   B. 婴儿经常啼哭
   C. 腹壁神经损伤
   D. 老年人慢性便秘
   E. 腹部切口愈合不良

2. 在突发公共卫生事件中，与护理伦理规范不符的是
   A. 科学精神
   B. 敬业精神
   C. 协作精神
   D. 自身安全为重
   E. 奉献精神

3. 呼吸衰竭最常见的诱因是
   A. 进食过多
   B. 高热
   C. 心率加快
   D. 剧烈活动
   E. 肺部感染

4. 老年男性尿潴留最常见的原因是
   A. 膀胱结核
   B. 良性前列腺增生
   C. 膀胱肿瘤
   D. 膀胱结石
   E. 尿道狭窄

5. 护理人员在未取得执业证书期间可以独立做的临床护理工作是
   A. 给病人服药
   B. 过敏试验
   C. 肌内注射
   D. 静脉穿刺
   E. 与病人沟通观察病情

6. 无形失水是指
   A. 粪中水
   B. 尿
   C. 在常态下呼吸与皮肤排水之和
   D. 皮肤蒸发的水
   E. 呼吸排出的水

7. 婴幼儿最常见的贫血是
   A. 慢性溶血性贫血
   B. 营养性缺铁性贫血
   C. 营养性混合性贫血
   D. 再生障碍性贫血
   E. 铅中毒性贫血

8. 闭合性损伤造成腹腔内出血的常见原因是
   A. 膀胱破裂
   B. 实质脏器破裂
   C. 腹膜后血肿
   D. 肠系膜损伤
   E. 肠管破裂

9. 面部"危险三角区"疖的危险是
   A. 易扩散为急性蜂窝织炎
   B. 易形成痈
   C. 易形成败血症
   D. 易引起颅内海绵状静脉窦炎
   E. 易引起眼球后感染

10. 心脏复苏的首选药物是
    A. 糖皮质激素
    B. 碳酸氢钠
    C. 利多卡因
    D. 阿托品
    E. 肾上腺素

11. 病人，男性，45岁，1小时前酒后突然呕鲜血2次，共约300ml，诊断为肝硬化、门静脉高压症，最可能出现交通支曲张、破裂出血的部位是
    A. 前腹壁
    B. 腹膜后
    C. 肠系膜血管
    D. 胃底-食管下段
    E. 直肠下段肛管

12. 足月顺产男婴，产后3天，皮肤黄染，哺乳后有溢乳现象，可能的原因是
    A. 肝功能不健全
    B. 胆道发育不良
    C. 凝血因子缺乏
    D. 生理性黄疸

E.病理性黄疸

13.最常见的左向右分流型先天性心脏病是
　　A.房间隔缺损
　　B.室间隔缺损
　　C.动脉导管未闭
　　D.法洛四联症
　　E.主动脉狭窄

14.浅二度烧伤的深处可达
　　A.表皮
　　B.真皮浅层
　　C.真皮深层
　　D.皮肤全层
　　E.皮下脂肪层

15.**不符合**慢性肾炎病人肾功能状况的描述是
　　A.呈慢性进行性损害
　　B.感染、劳累可使肾功能急剧恶化
　　C.高血压对肾功能有影响
　　D.一些药物可加重肾功能损害
　　E.肾功能损害是不可逆的

16.形成胆红素结石的主要原因是
　　A.代谢异常
　　B.反复胆道感染
　　C.胆囊功能异常
　　D.致石基因
　　E.环境因素

17.以下胎盘功能，与绒毛膜促性腺激素相关的是
　　A.气体交换
　　B.营养物质供应
　　C.排出胎儿代谢产物
　　D.防御功能
　　E.合成功能

18.病人，女性，26岁，产后第3天出现寒战、高热、尿频、尿急，查体：体温39℃，肋脊角压痛，肾区叩击痛明显。血白细胞$16×10^9$/L，尿沉渣镜检：白细胞12个/HP，红细胞6个/HP，白细胞管型5个/HP。引起病人感染的致病菌最可能的是
　　A.铜绿假单胞菌
　　B.葡萄球菌
　　C.粪链球菌
　　D.大肠埃希菌
　　E.变形杆菌

19.腹部损伤病人为尽早明确诊断，**错误**的治疗方法是
　　A.不随便搬动病人
　　B.积极补充血容量

　　C.剧烈疼痛时可注射镇痛药
　　D.应用广谱抗生素
　　E.禁食

20.正常成人子宫解剖特点是
　　A.子宫长7~8cm，宽4~5cm，厚2~3cm
　　B.子宫位于骨盆腔中央，坐骨棘以下
　　C.宫体宫颈比例为1∶2
　　D.子宫颈管呈椭圆形
　　E.子宫下段长约7cm

21.引起颈椎病的基本病因是
　　A.妊娠
　　B.遗传因素
　　C.先天性颈椎管狭窄
　　D.急性或慢性损伤
　　E.颈椎间盘退行性变

22.引起慢性胃炎常见的细菌是
　　A.幽门螺杆菌
　　B.空肠弯曲菌
　　C.嗜盐杆菌
　　D.大肠埃希菌
　　E.沙门菌

23.关于阻塞性肺气肿的病因及发病机制，**不包括**
　　A.抗胰蛋白酶增多
　　B.长期吸烟
　　C.大气污染
　　D.慢性感染
　　E.由慢性支气管炎演变

24.良性肿瘤与恶性肿瘤的根本区别是
　　A.疼痛程度
　　B.表面光滑程度
　　C.生长速度
　　D.细胞分化程度
　　E.肿块硬度

25.原发性腹膜炎与继发性腹膜炎的主要区别是
　　A.病原菌种类
　　B.腹腔是否与外界相通
　　C.腹腔内有无原发病灶
　　D.有无腹膜刺激征
　　E.腹痛性质

26.泌尿系统梗阻最严重的后果是
　　A.肾衰竭
　　B.肾小球滤过率下降
　　C.肾功能损伤
　　D.肾积水

E.肾结石

27.咽-结合膜热的病原菌是
A.流感病毒
B.鼻病毒
C.埃可病毒
D.柯萨奇病毒
E.腺病毒

28.乳房淋巴液输出的最主要途径是
A.经深部淋巴网→肝脏
B.经皮下交通淋巴管→对侧
C.经胸大、小肌间淋巴结→锁骨下淋巴结
D.经胸大肌外侧缘淋巴管→腋窝淋巴结
E.经肋间淋巴管→胸骨旁淋巴结

29.关于癫痫发病特点的叙述，**错误**的是
A.发病机制牵涉到神经系统的内在性质，迄今无全面一致的了解
B.大脑功能失常可表现为运动、感觉、意识、行为、自主神经等不同障碍
C.是一组由于大脑神经元突然异常放电而造成短暂性大脑功能失常的临床综合征
D.癫痫持续状态是该病的特殊情况，死亡率50%
E.具有突发性与重复性的特点

30.脊髓损伤最轻微的类型是
A.脊髓受压
B.脊髓断裂
C.脊髓休克
D.脊髓挫伤
E.脊髓震荡

31.肾脏的结核感染主要来自于
A.肺结核
B.肠结核
C.骨结核
D.脑结核
E.淋巴结结核

32.初孕妇，妊娠24周，有先天性心脏病及心衰病史。该孕妇最易发生心衰的时期是
A.妊娠24~25周
B.妊娠26~28周
C.妊娠32~34周
D.妊娠35~36周
E.妊娠37~38周

33.小细胞低色素性贫血见于
A.溶血性贫血
B.缺铁性贫血

C.再生障碍性贫血
D.急性失血性贫血
E.遗传性球形细胞增多症

34.初孕妇，妊娠28周，近日自感头晕、头痛，产检时发现血压158/110mmHg，尿蛋白（++）、水肿（++），诊断为子痫前期重度，其基本的病理变化是
A.水肿
B.蛋白尿
C.高血压
D.全身小动脉痉挛
E.宫腔内张力过高

35.病人，男性，64岁，慢性支气管炎病史8年，高血压病史3年，今晨排便时突感右胸刀割样疼痛，随即胸闷，呼吸困难，最可能的原因是
A.低血压
B.急性胸膜炎
C.急性心包炎
D.自发性气胸
E.心脏神经官能症

36.病人，男性，50岁。夜间上腹部烧灼痛发作2个月余，进食或服用阿托品后迅速缓解，诊断为十二指肠溃疡，该病人疼痛发生的主要机制是
A.交感神经兴奋
B.胃酸刺激溃疡面
C.胃蛋白酶增加
D.平滑肌松弛
E.迷走神经张力增加

37.使子宫内膜出现增生期变化的激素是
A.绒毛膜促性腺激素
B.雌激素
C.生乳素
D.孕激素
E.雄激素

38.溃疡性结肠炎的发作诱因**不包括**
A.感染
B.劳累
C.精神刺激
D.饮食失调
E.使用糖皮质激素

39.我国急性胰腺炎最常见的病因是
A.胆道疾病
B.代谢异常
C.酒精中毒
D.特异性感染疾病

E.药物因素

40.胃黏膜层的壁细胞主要分泌
A.碱性黏液
B.胃蛋白酶
C.凝乳酶原
D.生长抑素
E.盐酸

41.原发性肾病综合征常见的病因是
A.急性肾炎
B.糖尿病肾病
C.肾淀粉样变
D.狼疮性肾炎
E.过敏性紫癜

42.病人，女性，40岁，因关节肿痛伴僵硬多年，诊断为类风湿关节炎，其发病的相关因素是
A.遗传因素
B.感染因素
C.环境因素
D.化学物理因素
E.自身免疫因素

43.病人，男性，16岁。在上课时突然意识丧失，全身抽搐，面色发绀，口吐白沫，小便失禁，5~6分钟后意识逐渐清醒，该病人可能是
A.癔症
B.低钙抽搐
C.癫痫
D.低血糖昏迷
E.舞蹈病

44.胰头癌的主要临床特点是
A.进行性无痛性黄疸
B.肝脏肿大
C.胆囊肿大
D.上腹部隐痛
E.厌食、消瘦、乏力

45.引起腹外疝的两个主要原因是
A.妊娠和体力劳动
B.腹水和便秘
C.腹壁强度低和腹内压增高
D.外伤和感染造成的腹壁缺损
E.腹股沟管和股管宽大

46.病人，女性，78岁，脑卒中偏瘫，双眼白内障视物不清，意识清楚，智力正常，护士在为病人治疗前，职业行为恰当的做法是
A.查对床号信息正确后，解释治疗目的，开始治疗

B.查对床头卡信息正确后，无须解释治疗目的，开始治疗
C.向亲属确认病人正确后，无须解释治疗目的，开始治疗
D.询问病人姓名确认无误后，解释治疗目的，开始治疗
E.问亲属姓名确认无误后，解释治疗目的，开始治疗

47.病人，女性，35岁，头昏、乏力、面色苍白6个月，体检贫血貌。血常规：Hb 70g/L，红细胞2.6×10^{12}/L，血清铁降低，总铁结合力增高，追问病史，病人常有月经过多，该病人贫血的主要原因是
A.慢性失血
B.铁代谢障碍
C.铁摄入不足
D.铁的吸收不足
E.铁的需要量增加

48.直腿抬高试验阳性，病人下肢抬高的度数是
A.60°内
B.65°内
C.70°内
D.75°内
E.80°内

49.引起Ⅱ型呼衰最常见的诱因是
A.过度劳累
B.精神紧张
C.呼吸道感染
D.营养不良
E.长期吸烟

50.患儿，男，2岁，猩红热，为保护学校班内其他易感人群，应对其进行医学观察的时间为
A.14天
B.10天
C.7天
D.5天
E.3天

51.与肝硬化病人出现持续性白细胞减少关系最大的是
A.脾功能亢进
B.营养吸收障碍
C.上消化道出血
D.肝肾综合征
E.血小板减少

52.检查心脏是否跳动，最简单可靠的是触摸颈动脉搏动，抢救者用2~3个手指于颈部肌肉间轻轻按压时间<u>不超过</u>
A.10秒
B.9秒

C.8秒
D.7秒
E.6秒

53.结核菌素试验注射部位应在前臂掌侧面
    A.中上2/3交界处皮内注射
    B.中下2/3交界处皮内注射
    C.中上1/3交界处皮内注射
    D.中下1/3交界处皮内注射
    E.中下1/2交界处肌内注射

54.小儿营养性贫血好发年龄为
    A.胎儿期
    B.新生儿期
    C.婴幼儿期
    D.学龄前期
    E.学龄期

55.肺源性心脏病肺动脉高压形成的最主要因素是
    A.肺部毛细血管减少
    B.血液黏稠度增加
    C.血容量增加
    D.肺部毛细血管网栓子形成
    E.肺小血管收缩痉挛

56.患者，男性，37岁，平素体健，淋雨后突发寒战、高热、咳嗽、咳铁锈色痰，X线胸片示右肺中叶呈均匀一致的致密阴影，引发病人肺部病变最可能的病原体是
    A.病毒
    B.细菌
    C.真菌
    D.衣原体
    E.支原体

57.患者，女性，45岁，背部大片烫伤后感染，创面脓液为绿色，特殊的甜腥臭味，感染的细菌可能是
    A.金黄色葡萄球菌
    B.溶血性链球菌
    C.大肠埃希菌
    D.铜绿假单胞菌
    E.变形杆菌

58.心脏正常起搏点位于
    A.房室结
    B.房室束
    C.左束支
    D.右束支
    E.窦房结

59.脑出血最常见的部位是
    A.脑桥
    B.脑干
    C.大脑半球
    D.内囊
    E.小脑

60.属于肿瘤二级预防的措施是
    A.环境保护
    B.积极治疗癌前病变
    C.手术
    D.放疗
    E.化疗

61.急性肾衰竭少尿期最危险的并发症是
    A.出血倾向
    B.高钾血症
    C.代谢性酸中毒
    D.水中毒
    E.尿毒症

62.休克时反映器官血流灌注最重要的指标是
    A.神志
    B.血压
    C.脉率
    D.尿量
    E.肢体温度

63.患者，男性，65岁，突然出现急性广泛心肌梗死，咳大量粉红色泡沫样痰，其咳痰病因是
    A.急性气胸
    B.急性肺气肿
    C.肺囊肿
    D.急性肺水肿
    E.肺不张

64.甲状腺素的作用<u>不包括</u>
    A.增加全身组织的耗氧量
    B.促进生长发育
    C.抑制组织分化
    D.促进蛋白质、脂肪、糖类的分解
    E.影响体内水的代谢

65.患者，男性，42岁，吸烟15年，咳嗽，咳痰8个月，近1个月来加重并痰中带血1周，胸部X线示：右肺块状阴影，边缘不清，周围有毛刺，病人可能的临床诊断是
    A.肺结核
    B.支气管扩张
    C.肺癌
    D.纵隔肿瘤
    E.肺部炎症

66.血栓闭塞性脉管炎的位置是
   A.下肢中小动静脉
   B.上肢中小动静脉
   C.髂–股深静脉
   D.上腔静脉
   E.下腔静脉

67.冠心病最常见的病因是
   A.重度主动脉瓣病变
   B.冠状动脉栓塞
   C.冠状动脉粥样硬化
   D.肥厚型心肌病
   E.冠状动脉痉挛

68.出生时存在，且永不消失的神经反射是
   A.吸吮反射
   B.觅食反射
   C.拥抱反射
   D.握持反射
   E.吞咽反射

69.妊娠期母体变化的描述，**错误**的是
   A.孕妇的夜尿量<日尿量
   B.妊娠后期睡眠时稍垫高头部利于呼吸
   C.妊娠末期挤压乳房溢出的稀薄黄色液体为初乳
   D.孕14周起，孕妇出现Braxton Hicks收缩
   E.孕妇长时间仰卧位可出现低血压综合征

70.病人，女性，34岁，1周来觉得外阴瘙痒，有豆腐渣样白带，查体：阴道黏膜红肿，附有白色膜状物，易剥离。引起该病的病原体为
   A.阴道毛滴虫
   B.大肠埃希菌
   C.苍白密螺旋体
   D.白色假丝酵母菌
   E.金黄色葡萄球菌

71.支气管哮喘的发生与气道的变态反应性炎症有关，参与此过程的细胞**不包括**
   A.肥大细胞
   B.嗜酸性粒细胞
   C.红细胞
   D.中性粒细胞
   E.巨噬细胞

72.病人，女性，51岁，尿频2个月余，今日出现尿频加重，伴尿急、尿痛，有米汤样尿液和血尿史。应用抗生素治疗无好转，尿液检查：尿呈酸性，伴脓细胞，连查3次晨尿结核菌均为阳性。X线示左肾钙化，逆行肾盂造影示左肾肾盏、肾盂不规则扩大、变形，有空洞形成，右侧肾脏无异常，口服抗结核药3周后，经充分术前准备行左肾切除术，术后护理**错误**的是
   A.继续口服抗结核药1个月
   B.卧床7~14天后，减少活动
   C.连续3天准确记录24小时尿量
   D.观察第一次排尿的时间、尿量及颜色
   E.保持引流通畅，观察引流液的性质及量

73.ICU收治的对象**不包括**
   A.精神病病人
   B.严重感染
   C.持续性癫痫
   D.糖尿病酮症酸中毒
   E.急性呼吸道堵塞

74.肋骨骨折好发于
   A.1~3肋
   B.4~7肋
   C.8~9肋
   D.10~12肋
   E.位置不固定

75.Graves病最主要的原因是
   A.遗传因素
   B.应激因素
   C.自身免疫
   D.病毒感染
   E.环境因素

76.病人，男性，40岁，由高空摔下致颅底骨折，合并脑脊液外漏，其脑脊液漏出是通过
   A.额窦
   B.筛窦
   C.蝶窦
   D.乳突气房
   E.硬脑膜破裂口

77.医院为提高医疗护理服务质量，积极开展医疗质量安全和风险防范的活动，以下**不符合**此项活动目的的是
   A.教育员工加强工作责任心
   B.学习不良事件报告制度和流程
   C.通过各种方式加强与病人的有效沟通
   D.积极化解工作中出现的医患矛盾
   E.为医务人员投医疗保险

78.试管婴儿是指
   A.人工授精（AI）
   B.体外受精与胚胎移植（IVF-ET）
   C.配子输卵管内移植（GIFT）
   D.配子宫腔内移植（GIUT）
   E.配子经阴道输卵管移植（TV-GIFT）

79.急性脓胸多为继发性感染,最主要的原发病灶来自
　　A.支气管
　　B.肺部
　　C.胸腔
　　D.纵隔
　　E.食管

80.1型糖尿病发病的机制是
　　A.老年人肾小球排出量少
　　B.吃糖过多,短期内无法排出
　　C.胰岛素分泌绝对不足
　　D.肝糖原快速释放
　　E.老年人肾小管重吸收糖多

81.正常婴儿每日尿量为
　　A.100~200ml
　　B.200~300ml
　　C.300~400ml
　　D.400~500ml
　　E.500~600ml

82.早产儿是指
　　A.胎龄满37周不满42周,体重大于2500g的新生儿
　　B.胎龄大于37周而体重小于2500g的新生儿
　　C.胎龄大于37周而体重大于2500g的新生儿
　　D.胎龄不足37周的新生儿
　　E.胎龄为37周的新生儿

83.病人,男性,45岁,肠梗阻术后禁食4天,乏力,恶心,心悸,心电图示T波低平,有U波,诊断为低钾血症,其根本原因是
　　A.入量不足
　　B.排出过多
　　C.体内转移
　　D.代谢性酸中毒
　　E.代谢性碱中毒

84.下列口腔炎患儿应注意与健康儿隔离的是
　　A.鹅口疮
　　B.口角炎
　　C.疱疹性口腔炎
　　D.单纯性口腔炎
　　E.溃疡性口腔炎

85.原发性腹膜炎与继发性腹膜炎的主要区别是
　　A.腹痛性质
　　B.有无腹膜刺激征
　　C.腹腔内有无原发病灶
　　D.腹腔是否与外界相通
　　E.病原体种类

86.乳腺癌常发生于乳房的
　　A.内下象限
　　B.内上象限
　　C.外下象限
　　D.外上象限
　　E.乳晕区

87.引起系统性红斑狼疮发病和病情加重的直接诱因是
　　A.气温急剧变化
　　B.长期在潮湿环境下
　　C.长时间在高温环境下
　　D.空气污染严重
　　E.阳光照射裸露皮肤

88.一氧化碳中毒最好的氧疗措施是
　　A.低流量持续吸氧
　　B.高流量间歇吸氧
　　C.氧化湿化瓶内加乙醇
　　D.静脉注射过氧化氢
　　E.高压氧

89.吃腌制食品与肝癌发病有一定的关系,是因为腌制食品中含有
　　A.亚硝酸盐
　　B.黄曲霉素
　　C.偶氮苯类物质
　　D.较高的铁
　　E.较高的苯

二、以下提供若干组考题,每组考题共用A、B、C、D、E五个备选答案。请从中选择一个与问题关系最密切的答案,并在答题卡上将相应题号的相应字母所属的方框涂黑。某个备选答案可能被选择一次、多次或不被选择。

(90~91题共用备选答案)
　　A.胆碱酯酶活性受抑制
　　B.碳氧血红蛋白体内蓄积
　　C.高铁血红蛋白体内蓄积
　　D.交感神经过度兴奋
　　E.迷走神经过度兴奋
90.CO中毒的机制是
91.有机磷农药中毒的机制是

(92~93题共用备选答案)
　　A.B超检查
　　B.宫颈刮片
　　C.分段诊刮
　　D.绒毛膜促性腺激素测定
　　E.宫颈活体组织检查
92.诊断子宫内膜癌的首选方法是
93.诊断葡萄胎最重要的辅助检查是

（94~96题共用备选答案）
　　A.会翻身
　　B.能独坐
　　C.会爬行
　　D.会独立行走
　　E.会上下台阶
94.正常6个月婴儿运动发育应达到的标准是
95.正常1周岁小儿运动发育应达到的标准是
96.正常4个月婴儿运动发育应达到的标准是

（97~98题共用备选答案）
　　A.儿童期
　　B.青春期
　　C.性成熟期
　　D.围绝经期
　　E.老年期
97.36岁女性属于
98.50岁女性属于

（99~100题共用备选答案）
　　A.慢性胃炎
　　B.食管胃底静脉曲张
　　C.胃癌
　　D.消化性溃疡
　　E.贲门黏膜撕裂症
99.上消化道出血最常见的原因是
100.肝硬化引起上消化道大量出血最常见的原因是

答案与解析

序号	1	2	3	4	5	6	7	8	9	10
答案	A	D	E	B	E	C	B	B	D	E
序号	11	12	13	14	15	16	17	18	19	20
答案	D	D	B	B	E	B	E	D	C	A
序号	21	22	23	24	25	26	27	28	29	30
答案	E	A	A	D	C	A	E	D	D	E
序号	31	32	33	34	35	36	37	38	39	40
答案	A	C	B	D	D	B	B	E	A	E
序号	41	42	43	44	45	46	47	48	49	50
答案	A	E	C	A	C	D	A	A	C	C
序号	51	52	53	54	55	56	57	58	59	60
答案	A	A	D	C	E	B	D	E	D	B
序号	61	62	63	64	65	66	67	68	69	70
答案	B	D	D	C	C	A	C	E	A	D
序号	71	72	73	74	75	76	77	78	79	80
答案	C	A	A	B	C	E	E	B	B	C
序号	81	82	83	84	85	86	87	88	89	90
答案	D	D	A	C	C	D	E	E	A	B
序号	91	92	93	94	95	96	97	98	99	100
答案	A	C	A	B	D	A	C	D	D	B

1.解析：腹外疝发生的原因包括腹壁强度降低和腹内压增高，其中，腹壁强度降低的原因包括某些组织穿过腹壁、腹白线发育不全、手术切口愈合不良、腹壁神经损伤等；腹内压增高的原因有：慢性咳嗽、慢性便秘、排尿困难、搬重物、腹水、举重、妊娠、婴儿经常啼哭等。

2.解析：在突发公共卫生事件中，与护理伦理规范不符合的是以自身安全为重。

3.解析：呼吸衰竭常见的诱因是肺部感染。

4.解析：引起尿潴留的原因分为机械性和动力性梗阻，其中以机械性梗阻最多见，如良性前列腺增生、前列腺肿瘤。

5.解析：除了E选项，其他四项必须由已获得执业证书的护理人员操作完成。

6.解析：无形失水是指人体在正常生理条件下，皮肤和呼吸蒸发的水分，正常成年人每日无形失水约850ml。

7.解析：营养缺铁性贫血是婴幼儿最常见的贫血。

8.解析：实质性脏器破裂的主要表现是腹腔内出血引起低血容量性休克。

9.解析：面部"危险三角区"的疖如被挤压或处理不当，病菌可沿内眦静脉和眼静脉向颅内扩散，引起化脓性海绵状静脉窦炎。

10. 解析：肾上腺素为心肺复苏的首选药物，可增强心肌收缩力。

11. 解析：门静脉与腔静脉之间有四个交通支，其中最重要的是胃底-食管下段交通支，因为其破裂可引起上消化道大出血。

12. 解析：新生儿生理性黄疸多出现在生后2~3日，新生儿病理性黄疸多出现在出生后24小时内。

13. 解析：室间隔缺损为最常见的先天性心脏畸形，而左向右分流型常见于房间隔缺损、室间隔缺损和动脉导管未闭。所以室间隔缺损是最常见的左向右分流型先天性心脏病。

14. 解析：一度烧伤仅伤及表皮层，表现为皮肤灼红，痛觉过敏，干燥无水疱；浅二度烧伤伤及表皮的生发层及真皮浅层，有大小不一的水疱，疱壁较薄；深二度烧伤伤及真皮层，痛觉迟钝。

15. 解析：慢性肾小球肾炎病人的肾功能呈慢性进行性损害，可因感染、劳累、血压升高或者使用肾毒性药物而急剧恶化。

16. 解析：胆道感染是胆红素钙结石形成的主要原因。

17. 解析：胎盘能合成数种激素和酶，包括绒毛膜促性腺激素、胎盘生乳素、雌激素和孕激素等。

18. 解析：根据上述表现可判断病人所患疾病为急性肾盂肾炎，而肾盂肾炎的致病菌以大肠埃希菌多见。

19. 解析：腹部损伤病人在未明确诊断前，不可使用镇痛药，以免掩盖病情，影响诊断。

20. 解析：成人子宫重约50g，长7~8cm，宽4~5cm，厚2~3cm，宫腔容积约5ml。成人子宫体与子宫颈的比例为2：1，婴幼儿为1：2。未产妇的子宫颈外口呈圆形，已产妇的子宫颈呈横裂口。子宫体与子宫颈之间形成的最狭窄的部分称子宫峡部，在非孕期约长1cm。

21. 解析：颈椎退行性改变是颈椎病发病的主要原因，其中椎间盘的退变尤为重要。

22. 解析：幽门螺杆菌是引起慢性胃炎最常见的细菌。

23. 解析：蛋白酶和抗蛋白酶的平衡是维持肺组织正常结构免于破坏的重要因素。肺气肿时体内抗胰蛋白酶减少或失活。

24. 解析：良性肿瘤细胞分化好，恶性肿瘤细胞分化差，因此良性肿瘤和恶性肿瘤最根本的区别是细胞分化程度。

25. 解析：原发性腹膜炎是指腹腔内无原发病灶，致病菌通过血液循环、淋巴管、肠壁或女性生殖道等途径侵入腹腔而引起的腹膜炎。继发性腹膜炎是腹腔内脏器的炎症、穿孔、外伤血液循环障碍，以及医源性创伤等所导致的腹膜急性化脓性炎症。腹腔内有无原发病灶是原发性腹膜炎与继发性腹膜炎的主要区别。

26. 解析：肾衰竭是泌尿系统梗阻最严重的后果。

27. 解析：引起咽-结合膜热的病原体是腺病毒3型和7型，病毒从口进入小儿胃肠道，游泳池水被此型腺病毒污染也可能引起咽-结合膜热。

28. 解析：乳房淋巴液输出的最主要途径是经胸大肌外侧缘淋巴管→腋窝淋巴结。

29. 解析：癫痫持续状态是指一次发作持续30分钟以上，或连续多次发作致发作间期意识或神经功能未恢复至正常水平，可危及生命。

30. 解析：脊髓震荡是最轻微的脊髓损伤。脊髓遭受强烈震荡后立即发生迟缓性瘫痪。损伤平面以下感觉，运动反射及括约肌功能全部丧失。

31. 解析：肾结核的病原体主要来自肺结核，也可来自骨关节结核、肠结核等其他器官结核。血行播散是最主要的感染途径，结核杆菌从肺部结核病灶中侵入血流而播散到肾脏。

32. 解析：孕妇总循环血量在妊娠32~34周达高峰，该时期是患有心脏病的孕妇最易发生心力衰竭的时期。

33. 解析：缺铁性贫血为小细胞低色素性贫血。

34. 解析：妊娠期高血压的基本病理生理变化是全身小动脉痉挛。

35. 解析：慢性支气管炎病人在排便时突感一侧胸痛，如刀割样或针刺样，随即胸闷、气促、呼吸困难，考虑并发了自发性气胸。

36. 解析：十二指肠溃疡疼痛发生在胃排空状态，进食后缓解，即饥饿痛。随着胃排空，混有胃酸的食糜进入十二指肠，而十二指肠不能完全中和高胃酸分泌，多余的胃酸刺激十二指肠溃疡处即引起疼痛。

37. 解析：雌激素使子宫内膜增生，孕激素使增生期子宫内膜转化为分泌期内膜。

38. 解析：溃疡性结肠炎发作的诱因有饮食失调，精神刺激，过度疲劳或受凉和继发感染等。

39. 解析：胰管与胆总管共同开口于十二指肠乳头，当胆道疾病引起Oddi括约肌痉挛时，胆汁流入胰管引起急性胰腺炎，因此，胆道疾病是我国急性胰腺炎最常见的病因。

40. 解析：壁细胞主要分泌盐酸和内因子。

41.解析：肾病综合征按病因分为原发性和继发性，原发性是指由原发肾脏本身疾病引起，如急慢性肾炎；继发性常见于糖尿病肾病、狼疮性肾炎、过敏性紫癜等。

42.解析：一般认为类风湿关节炎是某些可疑病原体感染人体后，在某些诱因作用下，侵及滑膜和淋巴细胞，引发自身免疫反应。

43.解析：病人在上课时突然意识丧失，全身抽搐，面色发绀，口吐白沫，小便失禁，考虑为癫痫大发作。

44.解析：胰头癌时，肿大的癌肿压迫胆总管，导致胆汁不能顺利排入肠道，胆汁吸收入血，病人出现进行性黄疸。

45.解析：腹外疝是由腹腔内的脏器或组织连同腹膜壁层，经腹壁薄弱点或孔隙向体表突出所形成，多因腹壁强度降低及腹内压力增高所致。

46.解析：上述病人尽管偏瘫、视物不清，但病人意识清楚，智力正常，因此护士在做治疗前，应核对病人信息，向病人解释治疗目的，然后开始治疗。

47.解析：上述病人为缺铁性贫血，考虑病人常有月经过多，因此该病人贫血的主要原因为慢性失血。

48.解析：病人平卧，膝关节伸直，被动直腿抬高下肢，至60°以内即出现放射痛，称为直腿抬高试验阳性。

49.解析：引起Ⅱ型呼衰最常见的诱因是呼吸道感染。

50.解析：与猩红热病人有密切接触者需医学观察7日。

51.解析：肝硬化代偿期血常规多正常，失代偿期可有贫血，与脾功能亢进引起血细胞和血小板减少有关。

52.解析：检查心脏是否跳动，最简单可靠的是触摸颈动脉搏动，触摸颈动脉的压力不可过大，触摸时间不超过10秒。

53.解析：结核菌素的试验方法：常用结核菌纯蛋白衍化物（PPD）0.1ml在左前臂掌侧中下1/3交界处皮内注射，48~72小时观察反应结果。

54.解析：营养性缺铁性贫血是由于体内铁缺乏导致血红蛋白合成减少而引起的一种贫血。6个月至2岁的婴幼儿最多见。

55.解析：肺源性心脏病患者由于缺氧，导致肺小血管收缩痉挛，患者出现肺动脉高压的病理改变。

56.解析：患者淋雨后突发寒战、高热、咳嗽、咳铁锈色痰，X线胸片示右肺中叶呈均匀一致的致密阴影，考虑为肺炎链球菌感染。肺炎链球菌肺炎大多为细菌感染引起。

57.解析：患者背部大片烫伤后感染，创面脓液为绿色，有特殊的甜腥臭味，多为铜绿假单胞菌（绿脓杆菌）感染引起。

58.解析：心脏的正常起搏点位于窦房结，其冲动产生的频率是60~100次/分。

59.解析：脑出血最常见的病因为高血压，最常见的部位是内囊。

60.解析：肿瘤的二级预防是指早期发现、早期诊断、早期治疗癌前病变。

61.解析：高钾血症是急性肾衰竭少尿期最危险的并发症，因其可造成心肌抑制，引起心跳骤停。

62.解析：尿量可反映肾脏血流灌注和血容量恢复的情况。休克病人应严密观察尿量。尿量>40ml/h，提示休克好转。

63.解析：咳大量粉红色泡沫样痰主要见于急性左心衰和急性肺水肿。

64.解析：甲状腺素的主要作用包括：增加全身组织细胞的氧消耗和热量产生；促进蛋白质、碳水化合物和脂肪的分解；促进人体的生长发育及组织分化。

65.解析：长期吸烟的病人出现咳嗽、痰中带血1周，胸部X线示右肺块状阴影，边缘不清，周围有毛刺，考虑为肺癌。

66.解析：血栓闭塞性脉管炎好发于下肢中小动静脉。

67.解析：冠心病主要是因为冠状动脉粥样硬化造成管腔狭窄，心肌缺血缺氧引起。

68.解析：出生时存在以后永不消失的反射，如角膜反射、瞳孔对光反射、咽反射、吞咽反射等，如这些反射减弱或消失，表示神经系统出现异常。

69.解析：怀孕以后由于肾血浆流量及肾小球滤过率增加，引起尿量增多。肾血浆流量及肾小球滤过率均受体位影响，孕妇仰卧位时尿量增加，所以孕妇夜尿量多于日尿量。

70.解析：上述病人外阴瘙痒，有豆腐渣样白带，提示为外阴阴道假丝酵母菌病。外阴阴道假丝酵母菌病的致病菌为白色假丝酵母菌。

71.解析：哮喘的本质是气道的慢性炎症，嗜酸性粒细胞、肥大细胞、嗜碱性粒细胞、巨噬细胞、淋巴细胞、中性粒细胞、血小板等均参与了气道变态反应性炎症的发生和发展过程。

72.解析：肾结核术后应继续抗结核治疗6个月以上。

73.解析：ICU主要收治对象包括：①严重创伤、大手术及器官移植术后需要监测器官功能的病人；②各种原因引起的循环功能失代偿，需要以药物或特殊设备支持的病人；③有可能发生呼吸衰竭，需要严密监测呼吸功能，或需要呼吸机治疗的病人；④严重水、电解质紊乱及酸碱平衡失调的病人；⑤麻醉意外、心脏停搏后需要继续治疗和护理的病人等。

74.解析：肋骨骨折以第4~7肋骨多见。

75.解析：Graves病，又称毒性弥漫性甲状腺肿，是一种伴甲状腺激素分泌增多的器官特异性自身免疫病，是甲状腺功能亢进症的最常见病因。

76.解析：颅底的气窦均贴近颅底，颅底部的硬脑膜与颅骨贴附紧密，颅底骨折时易撕裂硬脑膜形成脑脊液漏，由此导致颅内感染。

77.解析：医院应通过加强员工工作责任心、建立不良事件的报告制度和流程，加强医患沟通，积极化解工作中出现的医患矛盾等方法加强医疗质量安全，降低医疗风险。

78.解析：试管婴儿又称体外受精-胚胎移植（IVF-ET），是指采用人工方法将卵子与精子从人体内取出并在体外受精，发育成胚胎后，再移植回母体子宫内，以达到受孕目的的一种技术。

79.解析：急性脓胸最主要的病灶来于肺部，常见的致病菌为金黄色葡萄球菌。

80.解析：1型糖尿病病人体内存在胰岛素抗体，导致胰岛素分泌绝对不足，多见于青少年；2型糖尿病主要为遗传因素，多见于老年人。

81.解析：正常情况下，婴儿每天排尿量为400~500ml，幼儿为500~600ml，学龄前儿童为600~800ml，学龄儿童为800~1400ml。

82.解析：早产儿指胎龄满28周至未满37周的新生儿。

83.解析：肠梗阻术后禁食4天，出现低钾血症，因此其发生的根本原因是摄入不足。

84.解析：疱疹性口腔炎患儿有传染性，因此应实行接触隔离。

85.解析：原发性腹膜炎多有腹腔内原发感染灶引起，继发性腹膜炎多发生在腹腔内脏器穿孔后。

86.解析：乳腺癌好发于外上象限。

87.解析：系统性红斑狼疮与遗传、性激素、环境因素（阳光照射）、药物等有关。在以上因素作用下，易感机体丧失正常免疫耐受性，不能正确识别自身组织，继而出现自身免疫反应，产生多种自身抗体，导致组织炎症性损伤。

88.解析：CO中毒时，CO和血红蛋白的结合力是氧气与血红蛋白结合力的200多倍，因此，只有通过高流量的给氧或高压氧治疗，才能将血红蛋白从碳氧血红蛋白中置换出来。

89.解析：腌制食品中含有亚硝酸盐，亚硝酸盐可引起肝癌。

90.解析：一氧化碳经呼吸道进入血液，与红细胞内血红蛋白结合形成稳定的碳氧血红蛋白，造成碳氧血红蛋白在体内的蓄积。

91.解析：有机磷农药中毒时→有机磷农药与体内的胆碱酯酶形成磷酸化胆碱酯酶→乙酰胆碱酯酶失活→乙酰胆碱在体内蓄积→产生一系列临床中毒症状。

92.解析：子宫内膜癌的辅助检查首选分段诊断性刮宫。

93.解析：葡萄胎的首选检查为超声检查。

94~96.解析：小儿运动功能的发展可记为"三抬四翻六会坐，七滚八爬周会走"。因此94题选B，95题选D，96题选A。

97~98.解析：妇女一生各阶段的生理特点：①新生儿期：指出生后4周内的婴儿；②幼儿期：指从出生4周到12岁；③青春期：指从月经初潮开始至生殖器官发育成熟的时期；④性成熟期：指卵巢功能成熟并有性激素分泌及周期性排卵的时期；⑤围绝经期：指卵巢功能逐渐衰退，生殖器官开始萎缩向衰退过渡的时期；⑥老年期：指卵巢功能进一步衰退、老化，生殖器官萎缩。因此36岁女性属于性成熟期，50岁女性属于围绝经期。

99.解析：出血是消化性溃疡最常见的并发症，十二指肠溃疡比胃溃疡易发生，主要表现为呕血和黑便。

100.解析：肝硬化时，门静脉高压，侧支循环形成，其中最重要的是食管胃底静脉曲张。当食管胃底静脉曲张破裂出血时，可出现呕血和黑粪。

护考应急包

2025
护理学（师）
单科一次过

基础知识 全真模拟试卷与解析

全真模拟试卷（三）

全国卫生专业技术资格考试研究专家组　编写

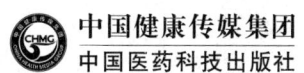

中国健康传媒集团
中国医药科技出版社

内 容 提 要

本书根据最新考试大纲要求，通过分析历年考试真题，并在研究命题规律的基础上精心编写而成。供考生进行模拟自测，梳理对知识点的掌握程度，顺利通关考试。本套试卷分为试题和答案及解析两大部分，以便学生自测后核对答案更加方便。试卷中题型、题量及题目难易程度与考试真题保持高度一致，考生根据自己未通过的科目选择相应的试卷即可。

图书在版编目（CIP）数据

2025护理学（师）单科一次过全真模拟试卷与解析. 基础知识 / 全国卫生专业技术资格考试研究专家组编写. 北京：中国医药科技出版社，2024.9.（2025.2重印）--（护考应急包）. -- ISBN 978-7-5214-4790-3

Ⅰ. R47-44

中国国家版本馆CIP数据核字第2024SU2522号

美术编辑	陈君杞
版式设计	南博文化
出版	**中国健康传媒集团** | 中国医药科技出版社
地址	北京市海淀区文慧园北路甲22号
邮编	100082
电话	发行：010-62227427　邮购：010-62236938
网址	www.cmstp.com
规格	889×1194mm $\frac{1}{16}$
印张	8
字数	298千字
版次	2024年9月第1版
印次	2025年2月第2次印刷
印刷	北京金康利印刷有限公司
经销	全国各地新华书店
书号	ISBN 978-7-5214-4790-3
定价	25.00元

版权所有　盗版必究

举报电话：010-62228771

本社图书如存在印装质量问题请与本社联系调换

获取新书信息、投稿、为图书纠错，请扫码联系我们。

试题部分

一、以下每一道考题下面都有A、B、C、D、E五个备选答案。请从中选择一个最佳答案，并在答题卡上将相应题号的相应字母所属的方框涂黑。

1.妊娠最早最重要的症状是
　A.乳房轻度胀痛
　B.乳头刺痛
　C.停经
　D.呕吐
　E.尿频

2.闭合性损伤造成腹腔内出血的常见原因是
　A.膀胱破裂
　B.实质脏器破裂
　C.腹膜后血肿
　D.肠系膜损伤
　E.肠管破裂

3.无形失水是指
　A.粪中水
　B.尿
　C.在常态下呼吸与皮肤排水之和
　D.皮肤蒸发的水
　E.呼吸排出的水

4.一氧化碳（CO）中毒的主要机制是
　A.CO对脑细胞造成不可逆损伤
　B.CO引起血液凝固性发生改变
　C.CO破坏血红蛋白结构
　D.CO与血红蛋白结合形成不能携带氧气的COHb
　E.CO破坏红细胞膜

5.目前我国育龄女性采取的主要避孕措施是
　A.皮下埋置缓释系统避孕药
　B.速效避孕药
　C.短效口服避孕药
　D.宫内节育器
　E.安全期避孕

6.面部"危险三角区"疖的危险性在于
　A.易扩散为急性蜂窝织炎
　B.易形成痈
　C.易形成败血症
　D.易引起颅内海绵窦炎
　E.易引起眼球后感染

7.下列**不属于**术前用药的是
　A.抗组胺药
　B.抗胆碱能药
　C.静脉麻醉药
　D.镇痛药
　E.镇静催眠药

8.肺癌主要的治疗方法是
　A.免疫治疗
　B.中医中药
　C.手术治疗
　D.放射治疗
　E.化学治疗

9.心脏复苏首选的药物是
　A.糖皮质激素
　B.碳酸氢钠
　C.利多卡因
　D.阿托品
　E.肾上腺素

10.子宫颈癌的好发部位是
　A.子宫颈外口
　B.子宫峡部
　C.子宫颈管内
　D.宫颈鳞-柱状上皮交界处
　E.宫颈阴道部

11.浅Ⅱ度烧伤的深处可达
　A.皮下脂肪层
　B.皮肤全层
　C.真皮深层
　D.真皮浅层
　E.表皮

12.心脏冲动的起源部位是
　A.心房
　B.心室
　C.浦肯野纤维
　D.窦房结
　E.房室结

13.慢性子宫颈炎症临床最常见的病理类型是
　A.宫颈糜烂
　B.宫颈肥大

C.宫颈息肉
D.宫颈腺体囊肿
E.宫颈细胞非典型增生

14.**不属于**ICU基本治疗设备的是
A.心电图机
B.纤维支气管镜
C.有创测血压装置
D.输液泵
E.呼吸机

15.尿道球部损伤的常见原因是
A.腹部挤压
B.高处跌下
C.下腹部撞击
D.会阴部骑跨伤
E.骨盆骨折

16.急性胰腺炎最突出的症状是
A.水电解质紊乱
B.发热
C.腹泻
D.呕吐
E.腹痛

17.颅内压增高病人死亡的主要原因是
A.循环衰竭
B.呼吸衰竭
C.脑疝
D.猝倒
E.窒息

18.人体细胞外主要的阳离子是
A.NH_4^+
B.Mg^{2+}
C.Ca^+
D.K^+
E.Na^+

19.为避免大脑遭受不可逆损害，心肺复苏开始的时间最好不要超过
A.20分钟
B.15分钟
C.12分钟
D.8~10分钟
E.4~6分钟

20.新生儿保健重点是发生在生后
A.5周
B.4周
C.3周
D.2周
E.1周

21.急性心肌梗死主要由于
A.肾动脉狭窄
B.上腔静脉受压
C.冠状动脉阻塞
D.主动脉瓣狭窄
E.肺动脉栓塞

22.最重要的门、腔静脉交通支是
A.脐旁静脉与腹壁下静脉交通支
B.脐旁静脉与腹壁上静脉交通支
C.胃底、食管下段交通支
D.直肠下段、肛管交通支
E.腹膜后交通支

23.大叶性肺炎常见的致病菌是
A.克雷伯杆菌
B.铜绿假单胞菌
C.大肠埃希菌
D.肺炎链球菌
E.金黄色葡萄球菌

24.新生儿寒冷损伤综合征的病因**不包括**
A.感染、窒息
B.保暖不当
C.母乳性黄疸
D.新生儿败血症
E.早产低体重

25.泌尿系统梗阻的最严重后果是
A.肾衰竭
B.肾小球滤过率降低
C.肾功能损害
D.肾积水
E.肾结石

26.最有助于判断消化道穿孔的体征是
A.肠蠕动波
B.腹部叩诊鼓音
C.腹部移动性浊音阳性
D.肠鸣音消失
E.腹式呼吸减弱

27.糖尿病对孕妇的影响不正确的是
A.羊水过多发生率高
B.手术产率相对高
C.妊娠期高血压疾病发生率相对高
D.流产率相对高
E.受孕率相对高

28. 与原发性癫痫的发生有关的因素是
    A.遗传因素
    B.颅脑外伤
    C.脑血管病
    D.脑肿瘤
    E.脑膜炎

29. 婴儿发生生理性贫血的时期是
    A.生后10~12个月
    B.生后8~9个月
    C.生后6~7个月
    D.生后4~5个月
    E.生后2~3个月

30. 苍白密螺旋体感染所致的疾病是
    A.生殖器疱疹
    B.尖锐湿疣
    C.宫颈癌
    D.梅毒
    E.淋病

31. 正常足月儿出现生理性黄疸的时间是在出生后
    A.5天以后
    B.4天以后
    C.48~72小时
    D.24~48小时
    E.24小时内

32. 对胆道梗阻病人的处理措施中，错误的是
    A.应用抗生素
    B.吗啡止痛
    C.低脂饮食
    D.肌注维生素K及保肝药物
    E.PTCD

33. 肾盂肾炎最常见的致病菌是
    A.粪链球菌
    B.厌氧菌
    C.葡萄球菌
    D.大肠埃希菌
    E.变形杆菌

34. 小儿营养性缺铁性贫血最常见的病因是
    A.肝脏疾病
    B.慢性腹泻
    C.慢性失血
    D.铁吸收不良
    E.铁摄入不足

35. 羊水栓塞多发生在
    A.产后24小时内
    B.分娩期破膜后
    C.妊娠晚期流产
    D.妊娠中期流产
    E.妊娠早期流产

36. 反复感染可引起风湿性心脏瓣膜病的病原菌是
    A.铜绿假单胞菌
    B.流感嗜血杆菌
    C.肺炎链球菌
    D.金黄色葡萄球菌
    E.A组乙型溶血性链球菌

37. 肝硬化病人诱发肝性脑病的因素是
    A.3天排便1次
    B.低蛋白食物
    C.饮浓茶
    D.上消化道出血
    E.吃甜食

38. 继发性腹膜炎最常见的致病菌是
    A.铜绿假单胞菌
    B.大肠埃希菌
    C.链球菌
    D.变形杆菌
    E.葡萄球菌

39. 房颤心电图的典型表现是
    A.QRS波提前出现，T波与QRS波方向相反，随之出现完全代偿间歇
    B.规律的锯齿状f波消失，QRS波群形态正常
    C.QRS波群与T波消失，呈现相对规律快速大幅波动
    D.QRS波群与T波消失，呈现完全不规律的波浪状曲线
    E.大小形态及规律不一的f波替代窦性P波，QRS波形态正常，R-R间隔不等

40. 正常骨盆入口平面前后径平均值是
    A.13.5cm
    B.13cm
    C.12cm
    D.11cm
    E.10cm

41. 与消化性溃疡发病相关的损害性因素中，占主导的是
    A.胃酸、胃蛋白酶
    B.精神因素
    C.吸烟
    D.饮食失调
    E.幽门螺杆菌感染

42. 消化性溃疡病人出现黑便，估计其每日出血量至少为
    A.70ml

B.60ml

C.50ml

D.40ml

E.30ml

43.腹外疝的常见原因**不包括**
   A.剧烈运动
   B.婴儿经常啼泣
   C.腹壁神经损伤
   D.老年人慢性便秘
   E.腹部切口愈合不良

44.关于感染性休克，正确的是
   A.应早期应用血管收缩药升高血压，保证重要器官灌注
   B.其发生的病理生理基础与低血容量性休克不同
   C.又称内毒素性休克
   D.治疗以抗感染为主，同时抗休克
   E.以继发革兰阳性杆菌的感染为主

45.下列哪项**不是**引起原发性下肢静脉曲张的病因
   A.长期负重
   B.深静脉梗阻
   C.长时间站立
   D.静脉瓣膜功能不全
   E.静脉壁薄弱

46.急性肾小球肾炎属于下列哪种性质的疾病
   A.双侧肾脏化脓性炎症
   B.单侧肾脏化脓性炎症
   C.病毒直接感染肾脏
   D.细菌直接感染肾脏
   E.细菌感染后免疫反应性疾病

47.关于急性上呼吸道感染的描述，**错误**的是
   A.细菌性咽、扁桃体炎时扁桃体常有黄色渗出物
   B.急性病毒性喉炎以声音嘶哑为主
   C.急性病毒性咽炎以咽部发痒和烧灼感为主
   D.普通感冒以鼻咽部症状为主
   E.普通感冒常有高热、畏寒

48.上消化道出血最常见的病因是
   A.食管-胃底静脉曲张破裂出血
   B.贲门黏膜撕裂综合征
   C.胃癌
   D.急性糜烂性胃炎
   E.消化性溃疡

49.最多见的肛管直肠周围脓肿是
   A.直肠黏膜下脓肿
   B.直肠后间隙脓肿
   C.骨盆直肠间隙脓肿
   D.坐骨肛管间隙脓肿
   E.肛门周围脓肿

50.肾小球滤过膜损伤、通透性增加时可发生
   A.尿频
   B.蛋白尿
   C.夜尿多
   D.少尿
   E.多尿

51.急性肾衰竭少尿期最危险的并发症是
   A.尿毒症
   B.水中毒
   C.代谢性酸中毒
   D.高钾血症
   E.出血倾向

52.晚期流产是指流产发生于
   A.妊娠24周至不足32周
   B.妊娠12周至不足28周
   C.妊娠12周至不足27周
   D.妊娠12周至不足24周
   E.妊娠12周至不足14周

53.与1型糖尿病发病无关的病毒是
   A.ECHO病毒
   B.风疹病毒
   C.巨细胞病毒
   D.柯萨奇病毒
   E.流感病毒

54.小儿肺结核最常见的类型是
   A.结核性脑膜炎
   B.结核性胸膜炎
   C.浸润型肺结核
   D.粟粒型肺结核
   E.原发性肺结核

55.血小板来源于骨髓中的
   A.组织嗜碱细胞
   B.巨噬细胞
   C.巨核细胞
   D.单核细胞
   E.浆细胞

56.**不属于**小儿生长发育规律的是
   A.生长发育的顺序性
   B.生长发育的个体差异
   C.各系统器官发育的平衡性
   D.生长发育的阶段性

E.生长发育的连续性

57. **不属于**人体散热主要方式的是
    A.呼吸
    B.传导
    C.对流
    D.辐射
    E.蒸发

58. **不属于**尿路结石病因的是
    A.饮食成分和结构
    B.尿路损伤
    C.尿路梗阻
    D.尿液中钙、草酸或尿酸排出增加
    E.尿液pH改变

59. 关于原发性肝癌的叙述，**错误**的是
    A.亚硝胺、有机氯农药为可疑致癌物质
    B.池塘中生长的蓝绿藻产生的微囊藻毒素可致肝癌
    C.黄曲霉素的代谢物黄曲霉毒素B_1有较强的致癌作用
    D.原发性肝癌合并肝硬化多为小结节性肝硬化
    E.发病与丙型肝炎病毒感染有关

60. 妊娠合并糖尿病产妇所生的新生儿应
    A.常规加压吸氧
    B.控制饮入奶量
    C.观察有无高血糖
    D.尽早口服生理盐水
    E.按早产儿处理

61. 与腹膜强大的吸收能力无关的解剖特点是
    A.面积大与全身皮肤面积相等
    B.腹膜腔可分为大、小腹腔两部分
    C.含有血管丰富的结缔组织
    D.腹膜是双向半透膜
    E.腹膜有很多皱襞

62. 在碱性溶液中可使毒性增强的有机磷农药是
    A.敌敌畏
    B.乙硫磷
    C.氧乐果
    D.乐果
    E.敌百虫

63. 葡萄胎病变局限于
    A.子宫肌层
    B.腹腔
    C.盆腔
    D.宫腔
    E.肺

64. 引起腹外疝的两个主要原因是
    A.腹股沟管和股管宽大
    B.外伤和感染造成的腹壁缺损
    C.腹壁强度低和腹内压增高
    D.腹水和便秘
    E.妊娠和体力劳动

65. 与肝硬化病人出现持续性白细胞减少关系最大的是
    A.血小板减少
    B.肝肾综合征
    C.上消化道出血
    D.营养吸收障碍
    E.脾功能亢进

66. 病人，女性，26岁。产后4周，母乳喂养。1天前出现右乳胀痛，伴畏寒，发热。白细胞计数为$13 \times 10^9/L$。其感染的致病菌最可能是
    A.白色念珠菌
    B.无芽孢厌氧菌
    C.大肠埃希菌
    D.溶血性链球菌
    E.金黄色葡萄球菌

67. 病人，男性，42岁。饱餐后出现上腹持续性疼痛并向左腰背部放射。伴恶心呕吐，诊断为急性胰腺炎。入院后收集的资料中与其疾病相关的是
    A.24岁时做过阑尾手术
    B.有胆绞痛史
    C.不嗜烟酒
    D.平时喜食素食
    E.父亲因冠心病去世

68. 病人，女性，30岁。左手腕受伤不慎离断，断肢的保存方法是
    A.0℃以下低温冷冻保存
    B.干燥，包裹，4℃左右冷藏
    C.伤口外用抗生素
    D.10%葡萄糖液浸泡
    E.生理盐水浸泡

69. 病人，男性，40岁。由高空摔下致颅底骨折，合并脑脊液耳漏。其脑脊液漏出是通过
    A.硬脑膜破裂口
    B.乳突气房
    C.蝶窦
    D.筛窦
    E.额窦

70. 病人，男性，46岁。车祸致右上腹损伤2小时，面色苍白。四肢湿冷，腹痛、腹膜刺激征明显，脉搏120

次/分,血压70/50mmHg。该病人出现腹膜刺激征的原因最可能是
A.胆汁刺激
B.尿液刺激
C.胰液刺激
D.胃酸刺激
E.血液刺激

71.病人,女性,28岁。孕33周。触诊胎头在腹部右侧,胎臀在腹部左侧。胎心在脐周听到。胎先露为
A.臀先露
B.足先露
C.面先露
D.肩先露
E.枕先露

72.病人,女性,40岁。与家人争执后服敌敌畏100ml,出现呼吸困难,瞳孔缩小,视力模糊。肌肉颤动。其发病机制是
A.谷丙转氨酶过多
B.去甲肾上腺素过多
C.胆碱酯酶失活
D.肾上腺素过多
E.乙酰胆碱失活

73.6岁小儿,实测体重23kg,其体重较正常平均值
A.增多5kg
B.增多3kg
C.偏少3kg
D.增多1kg
E.偏少1kg

74.5个月小儿,已添加菜汁、米汤,母亲带其到儿保门诊健康咨询,此时应指导家长给该小儿的辅食是
A.软饭
B.馒头
C.肉末
D.饼干
E.蛋黄

75.新生儿,胎龄35周,出生体重2000g,按新生儿分类应属于
A.极低出生体重儿
B.低出生体重儿
C.正常体重儿
D.足月小样儿
E.足月儿

76.病人,男性,28岁。上腹痛、发热、恶心4小时后,出现右下腹痛。查体:右下腹固定性压痛,无腹肌紧张及反跳痛。应考虑哪种病理类型的阑尾炎
A.阑尾周围脓肿
B.阑尾穿孔
C.坏疽性
D.化脓性
E.单纯性

77.病人,男性,55岁。火灾事故中,大面积烧伤后1天入院,约占全身35%的面积为大小水疱,血压偏低,病人的主要病理生理改变是
A.感染
B.肝功能衰竭
C.肾衰竭
D.心功能衰竭
E.休克

78.患儿,女,9岁。多饮、多食、多尿、消瘦2个月。查空腹血糖13mmol/L。尿糖(+),尿酮(+)。该病的主要机制是
A.胰岛素受体抗体产生
B.胰岛素亲和力下降
C.胰岛素受体缺乏
D.胰岛素相对缺乏
E.胰岛素绝对缺乏

79.病人,男性,70岁。急性阑尾炎穿孔手术治疗后5天。持续腹胀,肛门无排气、排便。全腹有轻压痛及反跳痛。肠鸣音消失,腹部X线显示小肠、结肠胀气,可能的诊断为
A.小肠低位梗阻
B.急性小肠高位梗阻
C.麻痹性肠梗阻
D.急性小肠不全性梗阻
E.黏液性肠梗阻

80.病人,女性,48岁。2年来月经周期不规则。持续时间长,经量增加。咨询避孕措施,应指导其选用
A.短效口服避孕药
B.安全期避孕
C.宫内节育器
D.长效避孕针
E.阴茎套

81.患儿,8岁。4天前出现发热、咳嗽,体温最高达39℃,咳嗽呈阵发性刺激性干咳。体检:肺部呼吸音增粗。胸部X线:大片密度增高影;血清冷凝集试验呈阳性。引起该患儿肺部病变的病原体最可能是
A.呼吸道合胞病毒
B.金黄色葡萄球菌
C.流感嗜血杆菌

D.肺炎支原体
E.肺炎链球菌

82.病人，男性，67岁。以慢支并发慢性阻塞性肺气肿入院。于一阵干咳后突感左上胸剧烈刺痛，出现明显呼吸困难。不能平卧。听诊左肺呼吸音明显减弱。应考虑为
A.肺栓塞
B.渗出性胸膜炎
C.急性肺炎
D.急性心肌梗死
E.自发性气胸

83.病人，男性，57岁。胃大部切除术后出现头晕、乏力。查Hb80g/L，其贫血的原因是
A.铁需要量增加
B.铁吸收不良
C.铁利用障碍
D.铁损失过多
E.铁摄入不足

84.某产妇，胎儿娩出后，立即出现阴道活动性出血。量多，呈鲜红色，有血凝块。子宫平脐、宫体较硬。最可能的出血原因是
A.凝血功能障碍
B.软产道损伤
C.胎盘植入
D.胎盘粘连
E.宫缩乏力

85.病人，女性，45岁。风湿性心脏病二尖瓣狭窄2年。1周前出现食欲下降，恶心，腹胀。查体：颈静脉怒张，肝脏增大、压痛明显，下肢水肿。病人出现上述表现的原因最主要是
A.右室后负荷加重
B.左室后负荷加重
C.右室前负荷加重
D.左室前负荷加重
E.原发性心肌损害

86.基础护理的宗旨是
A.为病人创造一个最直接的医患沟通平台
B.为病人创造一个最舒适的环境
C.为病人创造一个接受治疗的最佳身心状态
D.为病人创造一个恢复最快的训练方法
E.为病人创造一个花钱最少的方法

87.有关临终关怀护理的内容，正确的是
A.尽量满足病人生理、心理上的需求
B.组织各种丰富的体育活动，以提高病人临终的生活质量
C.尽可能地减少临终病人的治疗费用
D.可以通过暗示等办法告诉病人病情严重和所剩时日不多的事实
E.虽然病人的病情很重，但仍要以大剂量的针对性的积极治疗为主

二、以下提供若干组考题，每组考题共用A、B、C、D、E五个备选答案。请从中选择一个与问题关系最密切的答案，并在答题卡上将相应题号的相应字母所属的方框涂黑。某个备选答案可能被选择一次、多次或不被选择。

（88~89题共用备选答案）
A.支原体
B.原虫
C.真菌
D.病毒
E.细菌

88.单纯疱疹性口腔炎的病原体是
89.鹅口疮的病原体是

（90~92题共用备选答案）
A.循环障碍
B.慢性肝炎
C.胆汁反流
D.遗传因素
E.暴饮暴食

90.与急性胰腺炎的发病有关的是
91.与肝硬化的发病有关的是
92.与原发性肝癌的发病有关的是

（93~94题共用备选答案）
A.出生14天
B.出生8~9天
C.出生5~6天
D.出生2~3天
E.出生1~2天

93.新生儿生理性黄疸开始消退的时间是
94.新生儿生理性黄疸出现的时间是

（95~96题共用备选答案）
A.肺脏
B.脾脏
C.肾脏
D.心脏
E.大脑

95.一氧化碳中毒最先受损的部位是
96.系统性红斑狼疮最易受损的部位是

（97~98题共用备选答案）
A.肌张力低下型

B.混合型
C.共济失调型
D.手足徐动型
E.痉挛型
97.锥体系受累引起的脑瘫为
98.小脑受累引起的脑瘫为

（99~100题共用备选答案）
A.肾上腺皮质激素
B.抗利尿激素
C.甲状腺激素
D.雌激素
E.雄激素
99.原发免疫性血小板减少症发病的相关因素是
100.系统性红斑狼疮发病的相关因素是

答案与解析

序号	1	2	3	4	5	6	7	8	9	10
答案	C	B	C	D	D	D	C	C	E	D
序号	11	12	13	14	15	16	17	18	19	20
答案	D	D	A	B	D	E	C	E	E	E
序号	21	22	23	24	25	26	27	28	29	30
答案	C	C	D	C	A	D	E	A	E	D
序号	31	32	33	34	35	36	37	38	39	40
答案	C	B	E	B	E	D	B	E	E	D
序号	41	42	43	44	45	46	47	48	49	50
答案	A	C	A	C	B	E	E	E	E	B
序号	51	52	53	54	55	56	57	58	59	60
答案	D	B	E	E	C	C	A	B	D	E
序号	61	62	63	64	65	66	67	68	69	70
答案	B	E	D	C	F	E	B	B	A	A
序号	71	72	73	74	75	76	77	78	79	80
答案	D	C	B	E	B	E	E	E	C	E
序号	81	82	83	84	85	86	87	88	89	90
答案	D	E	B	B	A	C	A	D	C	C
序号	91	92	93	94	95	96	97	98	99	100
答案	B	B	A	D	E	C	E	C	D	D

1.解析：停经是妊娠最早、最主要的症状。

2.解析：肝、脾、胰、肾等实质性脏器或大血管损伤时，主要临床表现是腹腔内（或腹膜后）出血。

3.解析：常态下皮肤和呼吸蒸发排出的水分叫做无形失水，每日约850ml。

4.解析：一氧化碳与血红蛋白的亲合力比氧与血红蛋白的亲合力高240倍，所以一氧化碳极易与血红蛋白结合，形成碳氧血红蛋白（COHb），使血红蛋白丧失携氧功能。

5.解析：宫内节育器为我国育龄妇女的主要避孕措施。

6.解析：挤压面部三角区的疖，易引起感染扩散，发生颅内化脓性海绵状静脉窦炎。

7.解析：合理的术前用药可以减轻病人的精神负担、完善麻醉效果，术前用药包括：镇静催眠药、镇痛药、抗胆碱能药、抗组胺药。静脉麻醉药在手术室使用。

8.解析：肺癌应采取综合性治疗，以手术治疗为主，结合放射，化学药物，中医中药以及免疫治疗。

9.解析：肾上腺素是心肺复苏的首选药，其作用机制是增加心肌收缩力，提高组织灌注。

10.解析：子宫颈癌多发生在宫颈外口的原始鳞－柱交接部与生理性鳞柱交接部间形成的移行带区，以鳞状细胞癌多见。

11.解析：浅Ⅱ度烧伤伤及表皮的生发层与真皮浅层。

12. 解析：窦房结的自动节律性最高，是心脏冲动的起源。
13. 解析：宫颈糜烂是慢性子宫颈炎最常见的一种病理改变。
14. 解析：ICU基本监测治疗设备包括多功能监测仪、心排血量测定仪、有创动、静脉测压装置、脉搏血氧饱和度仪、呼气末二氧化碳测定仪、血气分析仪、呼吸机、氧治疗用具、心电图机、除颤器、输液泵、注射泵及各种急救用具等。
15. 解析：会阴部骑跨伤可引起尿道球部损伤，使会阴、阴茎、阴囊和下腹壁肿胀、淤血。
16. 解析：急性胰腺炎的主要表现有腹痛、腹胀、恶心、呕吐和腹膜炎体征，其中腹痛是主要的临床症状。
17. 解析：当颅内压增高到一定程度时，一部分脑组织通过生理性孔隙，从高压区向低压区移位形成脑疝。脑疝是颅内压增高病人死亡的主要原因。
18. 解析：细胞外液中最主要的阳离子是Na^+，主要的阴离子是Cl^-、HCO_3^-和蛋白质。
19. 解析：心跳骤停一旦发生，4~6分钟后会造成脑组织的不可逆的损害，因此心肺复苏最佳开始时间不要超过4~6分钟。
20. 解析：新生儿出生后1周内发病率和死亡率高，故新生儿保健应在出生后1周内。
21. 解析：急性心肌梗死是心肌的缺血坏死，其基本的病因是冠状动脉粥样硬化引起冠状动脉阻塞等。
22. 解析：门静脉与腔静脉之间的四个交通支胃底、食管下段交通支，直肠下端肛管交通支，前腹壁交通支，腹膜后交通支。其中胃底、食管下段交通支最重要，因其可引起上消化道大出血。
23. 解析：大叶性肺炎主要是由肺炎链球菌引起，病变累及一个肺段以上肺组织，以肺泡内弥漫性纤维素渗出为主的急性炎症。
24. 解析：寒冷、早产、感染、窒息是新生儿寒冷损伤综合征发生的主要病因。
25. 解析：尿路梗阻可导致肾积水和肾功能损害，若为双侧尿路梗阻，将导致肾衰竭。
26. 解析：消化道穿孔患者腹部呈舟状，腹式呼吸减弱或消失，肝浊音界缩小或消失，可有移动性浊音，肠鸣音减弱或消失最有诊断价值。
27. 解析：糖尿病对孕妇的影响：受孕率降低，流产率相对高，妊娠期并发症发生率明显增高，感染发生率增高，羊水过多发生率增加。
28. 解析：原发性癫痫又称特发性癫痫，与遗传因素有关。
29. 解析：婴儿2~3个月时，红细胞数降至3.0×10^{12}/L，血红蛋白量降至110g/L左右，出现轻度贫血，称为"生理性贫血"。
30. 解析：引起梅毒的主要病原体为苍白密螺旋体。
31. 解析：60%的足月儿和80%以上早产儿在生后2~3天出现黄疸，5~7日最重，足月儿10~14天消退，未成熟儿延迟至3~4周消退。
32. 解析：胆绞痛发作时勿使用吗啡，以防胆道下端括约肌痉挛，使胆道梗阻加重。
33. 解析：大肠埃希菌是肾盂肾炎最常见的致病菌，其次为副大肠埃希菌、变形杆菌等。
34. 解析：小儿铁需求增加而摄入不足，是营养性缺铁性贫血最常见的病因。
35. 解析：羊水栓塞是指在分娩过程中羊水进入母体血循环引起肺栓塞、休克和发生弥散性血管内凝血等一系列严重症状的综合征。
36. 解析：风湿性心脏病主要由A组乙型溶血性链球菌感染引起。
37. 解析：上消化道出血是诱发肝硬化病人发生肝性脑病的因素，大量血液在肠道内分解形成氨而诱发。
38. 解析：继发性腹膜炎主要致病菌是胃肠道内的常驻菌群，其中以大肠埃希菌最多见。
39. 解析：房颤的心电图特征：P波消失，代之以小而不规则的基线波动，形态与振幅均变化不定，称为f波，频率约为350~600次/分。
40. 解析：骨盆入口平面前后径是指耻骨联合上缘中点至骶岬前缘正中间的距离，平均值约为11cm。
41. 解析：与消化性溃疡发病相关的损害性因素中，胃酸和胃蛋白酶的消化作用占主导地位。幽门螺杆菌感染是重要的原因。精神因素、吸烟、饮食失调与疾病的发生有一定的关系。
42. 解析：消化道出血出现黑便，提示出血量为50~70ml。
43. 解析：腹外疝发生的原因包括：①腹壁强度降低（先天性，如精索或子宫韧带穿过腹股沟管，股动静脉穿过股管等发育不良；后天性，如手术切口愈合不良、外伤等）；②腹内压力增高（慢性咳嗽、便秘、腹水、妊娠、举重、婴幼儿经常啼哭等）。

44.解析：感染性休克主要由于细菌及毒素作用所造成，常继发于释放内毒素为主的革兰阴性杆菌感染，又称内毒性休克。其处理原则是在抗休克同时抗感染。

45.解析：静脉壁软弱，静脉瓣膜缺陷及浅静脉内压力持续升高（长期站立、重体力劳动、妊娠、慢性咳嗽、习惯性便秘等）是引起下肢静脉曲张的主要原因。

46.解析：急性肾小球肾炎是由A组β溶血性链球菌感染引起的一种免疫复合物性肾小球肾炎。

47.解析：普通感冒一般无发热及全身症状，或有低热、不适、轻度畏寒、头痛。

48.解析：消化性溃疡是消化道出血的最常见病因。

49.解析：肛门周围脓肿是最多见的肛管直肠周围脓肿。

50.解析：肾小球滤过膜损伤，通透性增加时可发生蛋白尿。

51.解析：高钾血症是急性肾衰少尿期最主要和最危险的并发症，也是引起病人死亡的最常见原因。

52.解析：流产发生于妊娠12周前者称早期流产，发生于妊娠12周至不足28周者称晚期流产。

53.解析：与1型糖尿病发病有关的病毒有柯萨奇病毒、ECHO病毒、巨细胞病毒和风疹病毒。

54.解析：原发性肺结核是结核杆菌初次侵入人体后发生的原发性感染，是小儿肺结核的主要类型。

55.解析：血小板由骨髓造血组织中的巨核细胞产生。

56.解析：小儿各系统器官发育呈现不平衡性，神经系统发育较早，生殖系统发育较晚，淋巴系统则先快而后减慢。

57.解析：人体散热方式有辐射、传导、对流和蒸发散热。

58.解析：尿路结石的病因包括：（1）流行病学因素：包括年龄、性别、职业、饮食成分和结构、水分摄入量、气候、代谢和遗传等因素。（2）尿液因素：①形成结石物质排出过多（尿液中钙、草酸或尿酸排出量增加）；②尿液pH值改变（磷酸钙及磷酸镁铵结石易在碱性尿中形成，尿酸结石和胱氨酸结石在酸性尿中形成）；③尿液浓缩及尿中抑制晶体形成物质不足。（3）泌尿系局部因素：尿路梗阻、尿路感染及尿路异物。

59.解析：原发性肝癌合并肝硬化者多为乙型肝炎后的大结节性肝硬化。

60.解析：无论新生儿体重大小，妊娠期合并糖尿病孕妇分娩的婴儿均按早产儿提供护理。

61.解析：腹膜腔可分为大、小腹腔两部分，属于腹膜腔的解剖特点，与腹膜的吸收能力无关。

62.解析：敌百虫在碱性溶液中可氧化为毒性更强的敌敌畏。

63.解析：良性葡萄胎病变局限于子宫内，不侵入肌层，也不发生远处转移。

64.解析：腹外疝是由腹腔内的脏器或组织连同腹膜壁层，经腹壁薄弱点或孔隙向体表突出所形成。有两个主要原因：腹壁强度降低和腹内压力增高。

65.解析：肝硬化病人可引起门静脉高压，门静脉高压可伴有不同程度的脾功能亢进，脾功能亢进时，全血细胞计数减少，以血白细胞及血小板计数减少最为明显。

66.解析：根据病人病情考虑为急性乳腺炎，急性乳腺炎的主要致病菌是金黄色葡萄球菌。

67.解析：急性胰腺炎最常见的病因是胆道疾病。

68.解析：对断肢的保存应用无菌纱布包裹，隔水放在0℃~4℃环境中冷藏。

69.解析：颅底骨折时易损伤撕裂硬脑膜，产生脑脊液漏或颅内积气，出现耳漏。

70.解析：右上腹主要的脏器为肝和胆囊，由于胆囊位置深，不易受损。该病人右上腹受伤后出现失血性休克，出现明显的腹膜刺激征，考虑为肝破裂大出血引起失血性休克，同时肝破裂后肝内胆汁外漏引起明显的腹膜刺激征。

71.解析：由触诊胎头在腹部右侧，胎臀在腹部左侧判断胎儿身体纵轴与母体身体纵轴两者垂直，其胎产式为横产式，横产式为肩先露。

72.解析：有机磷农药中毒的发生机制为：通过抑制体内胆碱酯酶活性，失去分解乙酰胆碱能力，引起体内生理效应部位乙酰胆碱蓄积，使胆碱能神经过度兴奋，表现毒蕈碱样、烟碱样和中枢神经系统等中毒症状和体征。

73.解析：6岁小儿体重计算方法：体重＝年龄×2+8，则知该患儿正常体重应为20kg，所以其实际体重比正常体重值多3kg。

74.解析：4~6个月小儿可加辅食为泥状食物，如蛋黄、米糊、鱼泥、菜泥、水果泥等。

75.解析：低出生体重儿指出生体重<2500g者，其中出生体重<1500g称极低出生体重儿；<1000g者称超低出生体重儿。

76.解析：单纯性阑尾炎体征为右下腹固定的压痛，无腹肌紧张及反跳痛；阑尾化脓或坏疽时，有腹肌紧张、反跳痛，如腹膜刺激征范围扩大，说明阑尾发生穿孔；阑尾周围脓肿形成后，可在右下腹触及边界不清和较为固定的压痛性包块。

77. 解析：病人大面积烧伤后1天入院，全身大量水疱，血压偏低，是发生了低血容量性休克，主要是因为毛细血管通透性增加，导致大量血浆外渗至组织间隙或创面，引起有效循环血量锐减，造成休克。

78. 解析：1型糖尿病的发病机制是各种病因导致胰岛β细胞分泌胰岛素缺陷或外周组织对胰岛素利用不足而导致糖、脂肪及蛋白质等物质代谢紊乱。

79. 解析：麻痹性肠梗阻常见于急性腹膜炎、腹部手术后、腹膜后血肿或感染等，表现为均匀性全腹持续性胀痛，肠鸣音减弱或消失。

80. 解析：月经紊乱为宫内节育器放置的禁忌证；安全期避孕也需要其规律的月经周期推算安全期；年龄大于45岁者不宜使用短效口服避孕药；长效避孕针对于月经频发或经量过多者不宜使用。

81. 解析：阵发性刺激性干咳，胸部X线见大片密度增高影；血清冷凝集试验呈阳性符合肺炎支原体肺炎的特征。

82. 解析：病人COPD病史，干咳后出现左侧胸痛，听诊左侧呼吸音减弱，应考虑病人并发了自发性气胸。

83. 解析：病人胃大部切除，可导致铁的吸收不良而引起贫血。

84. 解析：因软产道裂伤或凝血功能障碍所致的出血，腹部检查宫缩较好，轮廓较清晰，因其量多，呈鲜红色，有血凝块，故可排除凝血功能障碍。

85. 解析：根据病人病情及检查结果可知病人并发了右心衰，又因病人二尖瓣狭窄，可知其出现右心衰体征的原因是右室后负荷加重。

86. 解析：护理的宗旨是以护理对象为中心，为病人创造一个接受治疗的最佳身心状态，达到恢复健康、促进健康的最终目的。

87. 解析：临终关怀是向临终病人及家属提供一种全面的照料，包括生理、心理、社会等方面，使临终病人的生命得到尊重，症状得到控制，生命质量得到提高，家属的身心健康得到维护和增强，使病人在临终时能够无痛苦、安宁、舒适地走完人生的最后旅程。

88. 解析：疱疹性口腔炎为单纯疱疹病毒感染所致。全年发病无季节性，1~3岁小儿多见，传染性强，临床表现主要为水疱破溃后形成溃疡面，其表面覆盖有黄白色纤维素性渗出物。

89. 解析：鹅口疮又称雪口病，为白色念珠菌（真菌）感染在黏膜表面形成白色斑膜的疾病。临床表现主要为口腔黏膜出现白色乳凝块样物，不易擦去，周围无炎症反应，强行拭去可见充血性创面。

90. 解析：胆汁反流进入胰管，对胰腺组织造成不同程度损伤，引发胰腺炎。

91. 解析：引起肝硬化的病因有多种，在我国以病毒性肝炎（主要见于乙型肝炎）引起肝硬化为主要原因。

92. 解析：原发性肝癌发病可能有关的因素包括：病毒性肝炎（乙型肝炎病毒）、肝硬化、黄曲霉菌、蓝绿藻污染水源等。

93. 解析：新生儿生理黄疸于生后2~3天内出现，4~5天达高峰，足月儿一般2周内消退。

94. 解析：新生儿生理黄疸于生后2~3天内出现，4~5天达高峰，足月儿一般2周内消退。

95. 解析：CO中毒的临床表现是缺氧，对缺氧最敏感的器官是脑。

96. 解析：系统性红斑狼疮最易受损的部位是肾脏，90%以上的病人并发狼疮性肾炎。

97. 解析：痉挛性脑瘫病变主要在锥体束，表现多为双侧性。瘫痪形式可有四肢瘫、偏瘫、截瘫和单瘫。

98. 解析：共济失调型病变主要在小脑，表现为步态不稳，快变轮换的动作差，肌张力低下，指鼻试验阳性等。

99. 解析：慢性原发免疫性血小板减少症多见于成年女性，可能与体内雌激素水平较高有关。

100. 解析：雌激素与系统性红斑狼疮的发生有相关性。

护考应急包

2025
护理学（师）
单科一次过

基础知识 全真模拟试卷与解析

全真模拟试卷（四）

全国卫生专业技术资格考试研究专家组　编写

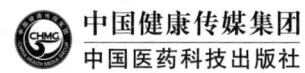

中国医药科技出版社

内 容 提 要

本书根据最新考试大纲要求，通过分析历年考试真题，并在研究命题规律的基础上精心编写而成。供考生进行模拟自测，梳理对知识点的掌握程度，顺利通关考试。本套试卷分为试题和答案及解析两大部分，以便学生自测后核对答案更加方便。试卷中题型、题量及题目难易程度与考试真题保持高度一致，考生根据自己未通过的科目选择相应的试卷即可。

图书在版编目（CIP）数据

2025护理学（师）单科一次过全真模拟试卷与解析 . 基础知识 / 全国卫生专业技术资格考试研究专家组编写 . 北京：中国医药科技出版社，2024.9.（2025.2重印）--（护考应急包）. -- ISBN 978-7-5214-4790-3

I . R47-44

中国国家版本馆CIP数据核字第2024SU2522号

美术编辑	陈君杞
版式设计	南博文化

出版	**中国健康传媒集团** | 中国医药科技出版社
地址	北京市海淀区文慧园北路甲22号
邮编	100082
电话	发行：010-62227427　邮购：010-62236938
网址	www.cmstp.com
规格	889×1194mm $^1/_{16}$
印张	8
字数	298千字
版次	2024年9月第1版
印次	2025年2月第2次印刷
印刷	北京金康利印刷有限公司
经销	全国各地新华书店
书号	ISBN 978-7-5214-4790-3
定价	**25.00元**

版权所有　盗版必究

举报电话：010-62228771

本社图书如存在印装质量问题请与本社联系调换

获取新书信息、投稿、为图书纠错，请扫码联系我们。

试题部分

一、以下每一道考题下面有A、B、C、D、E五个备选答案。请从中选择一个最佳答案，并在答题卡上将相应题号的相应字母所属的方框涂黑。

1. 与消化性溃疡发病相关的损害性因素中，占主导的是
   A.幽门螺杆菌感染
   B.饮食失调
   C.吸烟
   D.精神因素
   E.胃酸、胃蛋白酶

2. 人体在术后早期应激状态下出现的代谢改变是
   A.肝糖原合成增加
   B.高血糖
   C.肌肉蛋白质分解增强
   D.大量脂肪分解
   E.胰岛素水平升高

3. 慢性胃炎常见的病原菌是
   A.幽门螺杆菌
   B.四联球菌
   C.链球菌
   D.支原体
   E.衣原体

4. 在我国，肝硬化的主要病因是
   A.血吸虫病
   B.病毒性肝炎
   C.胆石症
   D.胆道蛔虫病
   E.胃溃疡

5. 小儿呼吸心跳骤停的主要直接原因是
   A.窒息
   B.严重外伤
   C.心肌炎
   D.电解质紊乱
   E.急性失血

6. 可杀灭结核分枝杆菌的条件是
   A.放在阴湿处2小时
   B.烈日暴晒2小时
   C.60℃浸泡数分钟
   D.放在通风处2小时
   E.放在阴凉干燥处2小时

7. 儿童5岁时的体重按公式粗略估计应为
   A.13kg
   B.14kg
   C.15.5kg
   D.16kg
   E.18kg

8. 小儿尿路感染最主要的感染途径是
   A.上行感染
   B.直接感染
   C.下行感染
   D.血源感染
   E.淋巴感染

9. 原位癌变的范围是
   A.到达肌层
   B.到达浆膜层
   C.突破基膜
   D.突破浆膜
   E.局限于上皮层内

10. 子宫颈癌的好发部位是
    A.宫颈阴道部
    B.宫颈鳞-柱状上皮交界处
    C.子宫颈管内
    D.子宫峡部
    E.子宫颈外口

11. 除水外，人体构成的主要成分是
    A.糖类
    B.脂肪
    C.蛋白质
    D.电解质
    E.维生素

12. 关于母乳喂养的优点，下列**不正确**的是
    A.母乳中营养物质丰富，且比例合适
    B.喂哺简单，不易污染
    C.喂哺操作繁杂，易污染
    D.能增强婴儿免疫力
    E.能增进母婴情感交流

13. 秋季腹泻最常见的病原体是
    A.金黄色葡萄球菌
    B.大肠埃希菌

C.耶尔森菌

D.轮状病毒

E.柯萨奇病毒

14.引起慢性胃炎常见的细菌是

A.沙门菌

B.大肠埃希菌

C.嗜盐杆菌

D.空肠弯曲菌

E.幽门螺杆菌

15.甲状腺功能亢进症的主要原因是

A.精神刺激

B.细菌感染

C.过度劳累

D.自身免疫

E.外部创伤

16.在我国，肝硬化的主要病因是

A.血吸虫病

B.病毒性肝炎

C.胆石症

D.胆道蛔虫症

E.胃溃疡

17.心脏冲动的起源部位是

A.房室结

B.窦房结

C.蒲肯野纤维

D.心室

E.心房

18.多器官功能障碍中，最常见的首发器官是

A.脑

B.肝

C.肺

D.肾

E.心

19.婴儿化脓性脑膜炎，脑膜刺激征出现较晚是因为

A.脑膜炎症反应轻

B.神经系统发育不完善

C.机体反应差

D.囟门未闭所起的缓冲作用

E.颈部肌肉不发达

20.肝脾破裂出血引起的休克属于

A.低血容量性休克

B.创伤性休克

C.感染性休克

D.过敏性休克

E.心源性休克

21.大多数婴儿会叫"爸爸"、"妈妈"的时期是

A.3~4个月

B.5~6个月

C.7~8个月

D.10~12个月

E.1.5岁

22.引起腹外疝的两个主要原因是

A.妊娠和体力劳动

B.腹水和便秘

C.腹部强度低和腹内压增高

D.外伤和感染造成的腹壁缺损

E.腹股沟管和股管宽大

23.左心功能不全所致的呼吸困难是由于

A.上腔静脉淤血

B.体静脉淤血

C.门静脉淤血

D.下腔静脉淤血

E.肺循环淤血

24.再生障碍性贫血属于

A.红细胞疾病

B.粒细胞疾病

C.淋巴细胞和浆细胞疾病

D.造血干细胞疾病

E.出血性及血栓性疾病

25.人体细胞外主要的阳离子是

A.Na^+

B.K^+

C.Ca^{2+}

D.Mg^{2+}

E.NH_4^+

26.发生心绞痛最主要的原因是

A.主动脉瓣狭窄

B.主动脉痉挛

C.全身小动脉痉挛

D.冠状动脉粥样硬化

E.肺动脉痉挛

27.急性腹膜炎后最常见的残余脓肿为

A.盆腔脓肿

B.膈下脓肿

C.肝脓肿

D.肾脓肿

E.脾周围脓肿

28. 水痘的传播途径是
    A. 食物传播
    B. 虫媒传播
    C. 土壤传播
    D. 呼吸道传播
    E. 消化道传播

29. 肾脏的结核感染主要来自于
    A. 肺结核
    B. 肠结核
    C. 骨结核
    D. 脑结核
    E. 淋巴结核

30. 慢性肺心病发病的关键环节是
    A. 气管堵塞
    B. 肺泡膨大
    C. 右室肥大
    D. 肺动脉高压
    E. 右房肥大

31. 乳腺癌常发生于乳房的
    A. 内下象限
    B. 内上象限
    C. 外下象限
    D. 外上象限
    E. 乳晕区

32. 正常小儿20颗乳牙出齐的时间为
    A. 1岁
    B. 1岁半
    C. 2岁半
    D. 3岁
    E. 3岁半

33. 小儿急性上呼吸道感染最常见的病原体是
    A. 细菌
    B. 真菌
    C. 病毒
    D. 支原体
    E. 衣原体

34. 肉芽水肿创面换药时宜用
    A. 生理盐水纱布湿敷
    B. 油纱布覆盖
    C. 双氧水纱布湿敷
    D. 3%~5%高渗盐水纱布湿敷
    E. 酒精纱布湿敷

35. 心前区疼痛发生的机制是
    A. 各种因素刺激支配心脏、主动脉或肋间神经的传入纤维
    B. 各种因素刺激心肌细胞
    C. 各种因素刺激引起迷走神经张力亢进
    D. 各种因素刺激引起恐惧、焦虑加剧
    E. 各种因素刺激胸膜壁层

36. 卵子从卵巢排出后，正常受精部位在
    A. 输卵管峡部
    B. 输卵管壶腹部
    C. 输卵管伞部
    D. 输卵管间质部
    E. 子宫腔

37. 关于葡萄胎的说法，正确的是
    A. 病因尚不清楚
    B. 是一种恶性病变
    C. 多为部分性葡萄胎
    D. 常侵入肌层，发生远处转移
    E. 病理特点为滋养细胞增生，间质内血管增生明显

38. 风湿性心脏瓣膜病并发心律失常，最常见的是
    A. 室性期前收缩
    B. 房性期前收缩
    C. 心室颤动
    D. 心房颤动
    E. 房室传导阻滞

39. 女性不孕因素中1/3是
    A. 排卵障碍
    B. 输卵管因素
    C. 子宫因素
    D. 宫颈因素
    E. 阴道因素

40. 引起慢性呼吸衰竭最常见的病因是
    A. 肺血管病变
    B. 支气管-肺疾病
    C. 神经肌肉疾病
    D. 气道阻塞性病变
    E. 胸廓与胸膜病变

41. 破伤风病人在应用镇静药后集中采取护理措施的目的是
    A. 提高工作效率
    B. 增强治疗护理效果
    C. 减少播散机会
    D. 减少刺激引起的抽搐
    E. 防止交叉感染

42. 急性阑尾炎早期上腹部及脐周疼痛是由于
    A. 内脏神经反射
    B. 胃肠功能紊乱

C.躯体神经反射
D.合并腹膜炎
E.合并胃肠炎

43.急性心力衰竭的病因**不包括**
A.广泛性心肌梗死
B.进食蛋白过多
C.高血压急症
D.严重心律失常
E.输液过多过快

44.低渗性脱水丢失的是
A.水为主
B.钠为主
C.水与钠比例相当
D.磷为主
E.钙为主

45.婴儿运动功能发育中，开始抬头的月龄是
A.3个月
B.4个月
C.5个月
D.6个月
E.7个月

46.泌尿系梗阻的早期病理改变是
A.肾积水
B.梗阻以上的尿路扩张
C.肾实质萎缩
D.菌血症
E.肾功能损害

47.长期饮酒致肝硬化的机制是
A.引起门静脉扩张
B.直接损伤肝细胞
C.减少蛋白吸收
D.收缩肝内血管
E.阻碍胆汁流动

48.原发免疫性血小板减少症的发病机制**不包括**
A.血小板计数减少
B.血小板寿命缩短
C.血小板相关免疫球蛋白增高
D.形成血小板的巨核细胞减少
E.白细胞计数减少

49.急性链球菌感染后引发的肾小球肾炎主要的致病菌为
A.A群 α-溶血性链球菌
B.B群 α-溶血性链球菌
C.A群 β-溶血性链球菌
D.B群 β-溶血性链球菌
E.草绿色链球菌

50.急性胰腺炎常见的病因**不包括**
A.胆石症
B.大量饮酒
C.急性脂肪肝
D.暴饮暴食
E.胆道蛔虫

51.直腿抬高试验阳性时，病人下肢抬高的度数是
A.60°以内
B.65°以内
C.70°以内
D.75°以内
E.80°以内

52.肝脏基本的结构功能单位是
A.肝细胞
B.肝小叶
C.肝窦
D.肝段
E.肝叶

53.嵌顿疝和绞窄疝的区别主要在于
A.疝环大小
B.疝内容物能否还纳
C.疝内容物数量
D.有无肠梗阻
E.疝内容物有无缺血坏死

54.孕妇血容量增加最高峰在
A.孕20~22周
B.孕23~25周
C.孕26~28周
D.孕29~31周
E.孕32~34周

55.颅内压增高时**不会**出现
A.周围血管扩张
B.脑血管扩张
C.呼吸减慢
D.心率减慢
E.血压升高

56.关于休克造成肺损伤的描述，**错误**的是
A.毛细血管内皮损伤
B.肺血管通透性增加
C.肺泡过度膨胀
D.氧弥散障碍
E.通气/血流比例失调

57.子宫肌瘤发生的相关因素是
   A.早婚早育,性生活紊乱
   B.高血压,糖尿病,肥胖
   C.体内雌激素水平过高
   D.饮食因素
   E.环境因素

58.原发性肝癌的常见并发症**不包括**
   A.肝性脑病
   B.癌旁综合征
   C.消化道出血
   D.急性胰腺炎
   E.感染

59.中暑发生的原因**不包括**
   A.环境温度超过35℃
   B.湿度大于60%
   C.通风不良
   D.强辐射热
   E.大量出汗

60.产褥期变化最大的器官是
   A.乳房
   B.外阴
   C.阴道
   D.子宫
   E.输卵管

61.原发性肾病综合征的主要病因是
   A.遗传因素
   B.过敏因素
   C.免疫因素
   D.理化因素
   E.感染因素

62.肾结核的原发病灶一般发生在
   A.肾脏
   B.输尿管
   C.膀胱
   D.尿道
   E.肺脏

63.医院获得性肺炎最常见的病原体是
   A.支原体
   B.肺炎球菌
   C.铜绿假单胞菌
   D.葡萄球菌
   E.流感病毒

64.颅内压增高的重要客观体征是
   A.头痛
   B.呕吐
   C.视神经乳头水肿
   D.口渴
   E.尿频

65.镜下血尿指1L尿液红细胞计数超过
   A.5万
   B.10万
   C.15万
   D.20万
   E.25万

66.类风湿关节炎引起自身免疫反应的因子是
   A.自身抗体IgM
   B.外源性抗体
   C.自身抗体IgA
   D.胶原蛋白
   E.Ⅱ型胶原抗体

67.小脑幕切迹疝时的瞳孔变化是
   A.逐渐散大
   B.逐渐缩小
   C.先缩小后散大
   D.先散大后缩小
   E.无明显变化

68.**不属于**肿瘤的是
   A.粉瘤
   B.黑色素瘤
   C.血管瘤
   D.脂肪瘤
   E.纤维瘤

69.与肝硬化病人出现持续性白细胞减少关系最大的是
   A.脾功能亢进
   B.营养吸收障碍
   C.上消化道出血
   D.肝肾综合征
   E.血小板减少

70.肝癌病理大体形态分型最常见的是
   A.肝细胞型
   B.块状型
   C.结节型
   D.弥散型
   E.小癌型

71.窦性心动过缓**不发生**于
   A.病态窦房结综合征者
   B.甲状腺功能亢进症者
   C.运动员

D.洋地黄中毒者
E.甲状腺功能减退症者

72.全身麻醉的临床表现**不包括**
A.意识丧失
B.运动障碍
C.痛觉消失
D.反射活动减弱
E.肌肉松弛

73.两侧胸廓呼吸运动减弱见于
A.肺气肿
B.肺不张
C.肺炎
D.胸膜粘连
E.气胸

74.病人，男性，29岁。1年来排尿次数增多，伴尿急、尿痛。夜间有低热、盗汗。尿检查：酸性尿，镜下见大量红细胞及白细胞，尿抗酸杆菌阳性。该致病菌是
A.大肠埃希菌
B.破伤风杆菌
C.真菌
D.结核杆菌
E.铜绿假单胞菌

75.4个月婴儿，母乳喂养，来儿保门诊咨询，家长述说婴儿除喂奶外，已加喂鱼肝油、菜水及米面糊，现应指导家长再添加的辅食为
A.面条
B.蛋黄
C.碎肉
D.饼干
E.馒头

76.病人，女性，32岁。妊娠33周，突然有较多液体自阴道流出，胎心70~80次/分，阴道检查有条索状物脱出宫颈2cm。其胎心异常的最可能原因为
A.胎头受压
B.脐带打结
C.脐带脱垂
D.脐带先露
E.脐带绕颈

77.患儿，男，2岁。人工喂养，4天前咳嗽、发热、腹泻，体检：体温38.6℃，中度脱水，患儿在补液中突发抽搐，持续约1分钟。抽搐最可能的原因是
A.高热惊厥
B.急性心衰
C.低钙血症

D.低钠血症
E.中毒性脑病

78.病人，女性，28岁。近日感外阴痒、阴道分泌物增多就诊，妇科检查：白带呈豆腐渣样，阴道黏膜红肿并附有白膜，考虑感染的病原体是
A.支原体
B.苍白密螺旋体
C.假丝酵母菌
D.阴道毛滴虫
E.淋病奈瑟菌

79.初孕妇，妊娠28周。近日自感头晕、头痛，产检时发现血压158/110mmHg，尿蛋白（++），水肿（++），诊断为子痫前期重度，该病基本的病理变化是
A.水肿
B.蛋白尿
C.高血压
D.全身小动脉痉挛
E.宫腔内张力过高

80.患儿，1岁半。发热、流涕3天，今日外耳道流出少量脓性分泌物，考虑为中耳炎。其易患中耳炎的原因是
A.后鼻道狭窄
B.鼻腔相对较小
C.鼻窦口相对较大
D.咽鼓管宽、短、直
E.喉部较长，呈漏斗状

81.已婚女性，月经规律，月经周期第26天取子宫内膜检查所见：腺体缩小，内膜水肿消失，螺旋小动脉痉挛性收缩，有坏死，内膜下血肿。该内膜为月经的
A.月经期
B.增生期
C.分泌早期
D.分泌期
E.月经前期

82.病人，男性，50岁。夜间上腹烧灼痛发作2月余，进食或服阿托品后迅速缓解，诊断为十二指肠溃疡，进食后疼痛缓解的机制是
A.交感神经兴奋
B.胃酸被中和
C.胃酸增多
D.平滑肌松弛
E.迷走神经张力增加

83.病人，男性，20岁。车祸受伤，呼之不应，胸廓无起伏，颈动脉无搏动。心肺复苏成功后，更重要的是恢复
A.中枢神经系统

B.呼吸功能

C.循环功能

D.代谢功能

E.运动功能

84.病人,男性,春游回家后出现胸闷、气促,诊断为支气管哮喘,其发病的原因最可能的是

A.感染

B.剧烈运动

C.精神因素

D.气候变化

E.过敏原吸入

85.某孕妇,34岁。孕29周,G_1P_0。"胎动感觉不清"1周入院。经人工破膜及催产素点滴娩出一死婴,即开始出现大量阴道出血,经人工剥离胎盘及使用缩宫素后仍无效果,出血不止,无血凝块。其出血原因可能是

A.软产道损伤

B.胎盘残留

C.产后宫缩乏力

D.子宫腔内感染

E.凝血功能障碍

86.病人,男性,45岁。从事仓库保管员20年,双下肢内侧静脉隆起、迂曲、呈团块状。足靴区色素沉着,诊断为原发性静脉曲张。其病因**不包括**

A.长时间站立

B.静脉壁薄弱

C.从事负重工作

D.工作环境寒冷

E.静脉瓣膜发育不良

87.病人,男性,30岁。胸部损伤,多根肋骨多处骨折,出现反常呼吸,是因为

A.疼痛

B.胸壁软化

C.肋间神经损伤

D.气胸

E.血胸

88.病人,女性,44岁,胆结石病人。进餐后1小时突发恶心、呕吐、腹痛、抽搐。腹痛位于上腹正中,为持续性刀割样,阵发性加剧,向腰背呈带状放射,弯腰抱膝可使疼痛减轻。查血淀粉酶680U/L,病人抽搐的原因可能是

A.低血糖

B.低血钙

C.高血糖

D.高血钾

E.低血氯

89.某医院准备设置一综合性ICU,目前已配备了多功能监护仪、心电图机、呼吸机、除颤器及急救用具,还需要配制的基本监测治疗设备有

A.血气分析仪

B.B超机

C.CT机

D.MRI机

E.麻醉机

90.病人,男性,64岁。身高171cm,体重90kg。近1个月来头晕、心悸、眼花、失眠,查血压150/100mmHg,血脂增高,葡萄糖耐量异常,病人血压升高的机制最可能是

A.肾素-血管紧张素-醛固酮系统失调

B.高级神经中枢功能失调

C.细胞膜离子转运异常

D.肾性水钠潴留

E.胰岛素抵抗

二、以下提供若干组考题,每组考题共同使用在考题前列出的A、B、C、D、E五个备选答案。请从中选择一个与考题关系最密切的答案,并在答题卡上将相应题号的相应字母所属的方框涂黑。每个备选答案可能被选择一次、多次或不被选择。

(91~92题共用备选答案)

A.合适的温、湿度

B.尽早输液、输血

C.合理喂养

D.注意保暖

E.预防感染

91.早产儿的护理措施中**不正确**的是

92.足月儿的护理措施中**不正确**的是

(93~94题共用备选答案)

A.健侧肺受压

B.小肺泡破裂

C.伤侧肺萎缩

D.纵隔扑动

E.胸腔内压高于大气压

93.开放性气胸的特殊病理变化是

94.张力性气胸的特殊病理变化是

(95~96题共用备选答案)

A.肠系膜血栓

B.异物堵塞肠腔

C.急性弥漫性腹膜炎

D.肠道功能紊乱

E.水、电解质紊乱

95.机械性肠梗阻属于

96.麻痹性肠梗阻属于

(97~98题共用备选答案)
　　A.游离移植
　　B.带蒂移植
　　C.吻合移植
　　D.输注移植
　　E.器官移植
97.骨髓移植属于
98.烧伤病人皮片移植属于

(99~100题共用备选答案)
　　A.子宫肌瘤
　　B.子宫颈癌
　　C.子宫内膜癌
　　D.卵巢恶性肿瘤
　　E.子宫内膜异位症
99.患病年龄分布呈双峰状的肿瘤是
100.可发生于任何年龄，死亡率为妇科恶性肿瘤之首的是

答案与解析

序号	1	2	3	4	5	6	7	8	9	10
答案	E	B	A	B	A	B	E	A	E	B
序号	11	12	13	14	15	16	17	18	19	20
答案	C	C	D	E	D	B	B	C	D	A
序号	21	22	23	24	25	26	27	28	29	30
答案	C	C	E	D	A	D	A	D	A	D
序号	31	32	33	34	35	36	37	38	39	40
答案	D	C	C	D	A	B	A	D	B	D
序号	41	42	43	44	45	46	47	48	49	50
答案	D	A	B	B	A	B	B	E	C	C
序号	51	52	53	54	55	56	57	58	59	60
答案	A	B	E	E	A	C	C	D	E	D
序号	61	62	63	64	65	66	67	68	69	70
答案	C	E	C	C	B	A	C	A	A	C
序号	71	72	73	74	75	76	77	78	79	80
答案	B	B	A	D	B	C	C	C	D	D
序号	81	82	83	84	85	86	87	88	89	90
答案	A	B	A	E	E	D	B	B	A	B
序号	91	92	93	94	95	96	97	98	99	100
答案	B	B	D	E	B	C	D	A	B	D

1.解析：与消化性溃疡发病相关的损害性因素中，胃酸和胃蛋白酶的消化作用占主导地位。幽门螺杆菌感染是重要的原因，不是损害性因素。精神因素、吸烟、饮食失调与疾病的发生有一定的关系。

2.解析：人体在术后应激早期，葡萄糖消耗一般维持在120g/d，肝糖原分解增强，合成并没有增加，同时胰岛素水平没有升高，呈现高血糖，其变化水平与应激程度呈正相关。

3.解析：目前认为慢性胃炎约90%由幽门螺杆菌感染所引起。

4.解析：引起肝硬化有多种病因，在我国以病毒性肝炎引起肝硬化为主要原因。

5.解析：窒息是小儿呼吸心跳骤停的主要直接原因，见于各种原因所致的新生儿窒息。

6.解析：结核杆菌对外界抵抗力较强，在阴湿处能生存5个月以上，但在烈日暴晒下2小时或煮沸5分钟能被杀死，70%乙醇接触2分钟，亦可杀菌。

7. 解析：2～12岁的体重（kg）=年龄×2+8（kg），5岁小儿体重为5×2+8（kg）=18kg。
8. 解析：上行感染是尿路感染最主要的感染途径。
9. 解析：原位癌病变仅限于上皮层内，是未突破基膜的早期癌。
10. 解析：子宫颈癌病变多发生在子宫颈外口的原始鳞-柱界部间所形成的移行带区。
11. 解析：蛋白质是人体结构的主要成分，是一切生命的物质基础，其含量仅次于水，约占人体重的1/5。
12. 解析：母乳含有婴儿所需的所有营养；钙磷比例合适；有较强的抗感染作用；初乳具有轻泻的作用，可减轻新生儿黄疸的发生；母乳喂养可增进母子感情，促进子宫收缩，预防产后出血，并可减低母亲患乳腺癌、卵巢癌的发病率，延长排卵时间；母乳直接从乳腺分泌，温度适宜，无污染，喂养方便，可减轻家庭经济负担。
13. 解析：轮状病毒是引起婴幼儿腹泻的主要病原体之一，多于秋冬季流行。
14. 解析：目前认为慢性胃炎约90%由幽门螺杆菌感染引起。
15. 解析：甲状腺功能亢进症又称Graves病或弥漫性毒性甲状腺肿，是一种自身免疫性疾病，自身免疫是其主要原因。
16. 解析：引起肝硬化有多种病因，在我国以病毒性肝炎引起肝硬化为主要原因。
17. 解析：心脏的正常起搏点位于窦房结，其冲动产生的频率是60~100次/分，产生的心律为窦性心律。
18. 解析：多器官功能障碍中最常见的器官是肺脏，其次是肾、肝、心、中枢神经系统、胃肠、免疫系统以及凝血系统。
19. 解析：婴儿化脓性脑膜炎脑膜刺激征不明显的原因是囟门未闭起到缓冲作用。
20. 解析：低血容量性休克是外科最常见的休克类型。主要由于各种原因引起短时间内大量出血及体液丢失，使有效循环血量降低所致。多见于大血管破裂、消化道大出血，肝、脾破裂出血等。
21. 解析：小儿7~8个月能发"爸爸"、"妈妈"等语音，10个月左右能有意识地叫"爸爸"、"妈妈"。
22. 解析：腹外疝是由腹腔内的脏器或组织连同腹膜壁层，经腹壁薄弱点或孔隙向体表突出所形成。有两个主要原因：腹壁强度降低和腹内压力增高。
23. 解析：左心功能不全主要病理改变为肺循环淤血引起呼吸困难，最早出现的是劳力性呼吸困难。
24. 解析：再生障碍性贫血是由多种原因导致造成血干细胞的数量减少、功能障碍所引起的一类贫血。
25. 解析：钠是细胞外液主要的阳离子，维持细胞外液的渗透压和容量。主要的阴离子是Cl^-、HCO_3^-和蛋白质。
26. 解析：心绞痛是由于冠状动脉粥样硬化所致的冠脉管腔狭窄和（或）部分分支闭塞时，冠状动脉扩张能力减弱，血流减少，造成心肌缺血缺氧。
27. 解析：盆腔脓肿常继发于急性腹膜炎治疗的过程中。
28. 解析：水痘主要通过空气飞沫传播，故为呼吸道传播。
29. 解析：肾脏结核杆菌由原发病灶（大多在肺，其次是骨关节及肠道）经过血行进入肾小球血管丛，在双侧肾皮质形成多发性微结核病灶。
30. 解析：肺循环阻力增加，肺动脉高压可加重右心室后负荷引起右心室代偿性肥厚、扩张，逐渐发展为慢性肺源性心脏病（简称肺心病）。所以慢性肺心病发病的关键环节是肺动脉高压。
31. 解析：乳腺癌常发生于乳房的外上象限，其次是乳头、乳晕区和内上象限。
32. 解析：人的一生有乳牙20颗、恒牙32颗两副牙齿。出生后4~10个月乳牙萌出，12个月未萌出者为乳牙萌出延迟，约于2.5岁时乳牙出齐。
33. 解析：急性上呼吸道感染90%以上由病毒引起，如呼吸道合胞病毒、流感病毒、副流感病毒、腺病毒、鼻病毒、柯萨奇病毒等。
34. 解析：肉芽水肿、创面淡红、表面光滑，质地松软，触之不易出血，宜用3%~5%高渗氯化钠液湿敷，并注意病人的全身营养状况。
35. 解析：心绞痛、心肌梗死是引起心前区疼痛最常见的原因，心绞痛、心肌梗死造成冠状动脉供血不足，使心肌缺血缺氧，产生代谢产物刺激神经引起疼痛。
36. 解析：输卵管壶腹部管腔较宽大，为正常情况下的受精部位。
37. 解析：葡萄胎是一种良性滋养细胞疾病，又称良性葡萄胎。葡萄胎的发病原因尚不清楚。病变仅限于子宫内，不侵入肌层，也不发生远处转移。其病理特点为滋养细胞呈不同程度的增生，间质水肿，间质内血管消失。
38. 解析：房颤是风湿性心瓣膜病最常见的心律失常，并发之后可诱发或加重心力衰竭。
39. 解析：女性不孕因素包括输卵管因素、排卵障碍、子宫因素、子宫颈因素和阴道因素，其中输卵管因素占女性不孕因素的1/3。
40. 解析：引起慢性呼吸衰竭的病因有气道阻塞病变、肺组织病变及肺血管病变、胸廓病变、神经肌肉疾病，其中最常见的是气道阻塞病变。

41.解析：破伤风病人治疗、护理等各项操作尽量集中，可在使用镇静药30分钟内进行，以免刺激病人引起抽搐。

42.解析：脏层腹膜的神经支配属于自主神经，来自交感神经和迷走神经末梢，对牵拉、胃肠腔内压力增高及炎症、压迫等刺激较为敏感，性质常为钝痛，定位较差，多集中于脐周腹中部。

43.解析：急性心力衰竭的病因包括急性广泛性心肌梗死、高血压急症、严重心律失常、输液过多过快等。

44.解析：低渗性脱水的特点是失钠多于失水，以失钠为主。

45.解析：因为新生儿颈后肌发育先于颈前肌，所以俯卧位时能抬头1~2秒，3个月时抬头较稳，4个月时抬头很稳并能自由转动。记忆口诀：三抬四翻六会坐，七滚八爬周会走。

46.解析：泌尿系梗阻引起的基本病理改变是梗阻以上的尿路扩张。

47.解析：长期大量饮酒，乙醇及其中间代谢产物乙醛的毒性作用使肝细胞反复发生脂肪变性、坏死和再生，最终导致肝硬化。

48.解析：病人体内有病理性免疫所产生的抗血小板抗体，血小板与抗体结合后易遭破坏。抗体不仅导致血小板破坏同时也影响巨核细胞成熟，使血小板生成减少。

49.解析：急性肾小球肾炎多数发生于急性溶血性链球菌感染后，最常见的病因是A群β-溶血性链球菌引起的急性上呼吸道感染或皮肤感染后引起免疫反应，致免疫复合物沉积于肾小球。

50.解析：急性胰腺炎常见的病因有胆道疾病（胆石症、胆道蛔虫）、大量饮酒和暴饮暴食。

51.解析：病人平卧，膝关节伸直，被动直腿抬高下肢，至60°以内即出现放射痛，称为直腿抬高试验阳性。

52.解析：肝小叶是肝脏结构和功能的基本单位，小叶中央是中央静脉，单层肝细胞索在其周围呈放射状排列。

53.解析：疝块发生嵌顿后，静脉回流受阻，导致疝内容物淤血和水肿。若嵌顿未能及时解除，进一步影响疝块的血运，形成恶性循环，使动脉血流减少，最后导致完全阻断，疝内容物缺血坏死称绞窄疝。嵌顿性疝与绞窄性疝是同一疾病的不同阶段，两者的区别在于嵌顿性疝尚未发生肠壁的缺血坏死。

54.解析：循环血容量于妊娠6周起开始增加，至妊娠32~34周达到高峰，约增加30%~45%，平均约增加1500ml，维持此水平至分娩。

55.解析：颅内压增高"三主征"即头痛、呕吐、视神经乳头水肿。早期表现为血压升高，脉压增大，脉搏慢而有力，呼吸慢而深（库欣反应）。病情严重者出现血压下降、脉搏快而弱、呼吸浅促或潮式呼吸。急性颅内压增高时，常有进行性意识障碍。

56.解析：低灌注和缺氧可损伤肺毛细血管的内皮细胞和肺泡上皮细胞。内皮细胞损伤可致血管壁通透性增加而造成肺间质水肿，肺泡上皮细胞受损可影响表面活性物质的生成，继发肺泡萎陷并出现局限性肺不张。进而出现氧弥散障碍，通气/血流比例失调，临床表现为进行性呼吸困难和缺氧。

57.解析：目前尚未找到子宫肌瘤的确切病因。临床资料表明，肌瘤在生育年龄期间可继续生长和发展，至绝经期停止生长，随后萎缩，提示子宫肌瘤的发生和生长可能与雌激素有关。

58.解析：原发性肝癌常见的并发症有肝性脑病、上消化道出血、癌肿破裂出血及继发性感染等，部分病人可有癌旁综合征的表现。

59.解析：正常人的体温一般恒定在37℃左右，是通过下丘脑体温调节中枢的作用，使产热和散热处于动态平衡的结果。当环境温度较高（室温超过35℃）、强辐射热，或气温虽未达到高温，但湿度高及通风不良的环境下无足够防暑降温措施，在此环境中劳动到一定时间均可发生中暑。

60.解析：产褥期子宫变化最大。产后1日子宫底平脐；产后10日子宫降至骨盆腔内，腹部检查测不到子宫底；约产后3周，除胎盘附着面外，子宫腔内膜基本完成修复，胎盘附着处的子宫内膜修复需6周。

61.解析：原发性肾病综合征的病因及发病机制至今并未完全清楚，较肯定的是免疫因素。

62.解析：肾结核的原发病灶大多在肺，其次是骨关节及肠道。

63.解析：医院获得性肺炎常见的病原菌包括铜绿假单胞菌、肺炎杆菌、肠杆菌等。

64.解析：视神经乳头水肿是颅内压增高的重要客观体征，常为双侧性，早期多不影响视力，存在时间较久者有视力减退，严重者失明。

65.解析：镜下血尿是指1L尿液红细胞计数超过10万或每高倍视野红细胞计数超过3个。

66.解析：类风湿关节炎是某些可疑病原体（细菌、病毒、支原体等）感染人体，在某些诱因（潮湿、寒冷、创伤等）的作用下，侵及滑膜和淋巴细胞，引发自身免疫反应，产生一种自身抗体IgM，称类风湿因子（RF）。

67.解析：发生小脑幕切迹疝时，病人出现进行性意识障碍，患侧瞳孔最初有短暂的缩小，但多不易被发现，以后逐渐散大，直接或间接对光反射消失。

68.解析：常见的肿瘤有皮肤乳头状瘤、黑痣与黑色素瘤、脂肪瘤、纤维瘤和血管瘤。粉瘤又称皮脂腺囊肿，不属于肿瘤。

69.解析：肝硬化出现门静脉高压时，脾静脉回流不畅，脾淤血、脾肿大，引起脾功能亢进，导致血细胞减少。

70.解析：肝癌大体病理形态可分为结节型、巨块型和弥漫性三类，以结节型多见，常为单个或多个大小不等结节散布于肝内，多伴有肝硬化。

71.解析：窦性心动过缓多见于健康的青年人、运动员、睡眠状态，为迷走神经张力增高所致。亦可见于颅内压增高、器质性心脏病、严重缺氧、甲状腺功能减退症、阻塞性黄疸等。甲状腺功能亢进症者通常出现窦性心动过速。

72.解析：麻醉剂作用于中枢神经系统，使其抑制，病人的意识和痛觉消失，肌肉松弛，反射活动减弱。

73.解析：肺气肿病人随病情发展可见桶状胸，呼吸运动减弱，辅助呼吸肌活动增强。

74.解析：该病人有尿路刺激症状，酸性尿，尿抗酸杆菌阳性，考虑为肾结核。肾结核的致病菌为结核杆菌。

75.解析：婴儿4~6个月添加泥状食物，如米汤、米糊、稀粥、蛋黄、鱼泥、豆腐、动物血、菜泥、水果泥。

76.解析：该孕妇在妊娠晚期，突然有较多液体自阴道流出，阴道检查有条索状物脱出宫颈，胎心异常，考虑为胎膜早破引起脐带脱垂。脐带脱垂后，胎儿缺氧，出现胎心异常。

77.解析：腹泻的小儿钙丢失多，可引起低钙惊厥，脱水、酸中毒纠正后尤其容易出现低钙抽搐，往往表现为全身性或局限性惊厥，同时伴有口唇青紫。上述病人体温仅38.6℃，通常不会引起高热惊厥。

78.解析：上述病人妇科检查白带呈豆腐渣样，阴道黏膜红肿并附有白膜，提示为外阴阴道假丝酵母菌病。外阴阴道假丝酵母菌病的病原体为假丝酵母菌。

79.解析：子痫前期重度是妊娠期高血压的临床表现之一，本病的基本病理生理变化是全身小动脉痉挛。

80.解析：小儿咽鼓管宽、短、直，上呼吸道感染容易引起中耳炎。

81.解析：月经期主要的病理改变是螺旋小动脉收缩，内膜缺血坏死，月经来潮。

82.解析：十二指肠溃疡腹痛多由于大量的胃酸腐蚀溃疡的边缘所引起。进餐后由于食物中和了胃酸，减少了对溃疡边缘的刺激，所以腹痛能得以缓解。

83.解析：心肺复苏成功后，更重要的是恢复中枢神经系统功能，减轻因缺氧引起的脑水肿。

84.解析：病人春游回家后发病，最可能的原因是吸入了花粉等过敏原。

85.解析：产后出血的原因包括子宫收缩乏力、胎盘因素、软产道裂伤和凝血功能障碍。由题干中经人工剥离胎盘及使用缩宫素后仍无效果，可排除子宫收缩乏力和胎盘因素，因其出血不止，无血凝块，故可判断为凝血功能障碍。

86.解析：原发性静脉曲张是因下肢浅静脉本身的病变或解剖因素所致，如先天性的静脉壁薄弱、瓣膜发育不良、如长期从事负重工作使腹压增高，或长时间站立工作，造成下肢静脉压力增高，而使下肢静脉回流受阻等。

87.解析：多根多处肋骨骨折使局部胸壁失去完整肋骨支撑而软化，出现反常呼吸运动，即吸气时软化区胸壁内陷，呼气时外突，又称为连枷胸。常伴有广泛肺挫伤，挫伤区域的肺间质或肺泡水肿导致氧弥散障碍，出现低氧血症。同时可以使伤侧肺受到塌陷胸壁的压迫，呼吸时两侧胸腔压力的不均衡造成纵隔扑动，影响肺通气，导致体内缺氧和二氧化碳的潴留，并影响静脉血液回流，严重时可发生呼吸和循环衰竭。

88.解析：由题干可判断此病人为急性胰腺炎，急性胰腺炎病人因为胰液渗入皮下消化脂肪，形成脂肪酸，脂肪酸与钙结合，引起低钙抽搐。

89.解析：ICU基本监测治疗设备包括多功能监测仪、心排血量测定仪、有创动、静脉测压装置、脉搏血氧饱和度仪、呼气末二氧化碳测定仪、血气分析仪、呼吸机、氧治疗用具、心电图机、除颤器、输液泵、注射泵及各种急救用具等。

90.解析：高血压发病机制中占主导地位的是高级神经中枢功能失调。

91.解析：早产儿出生后不需要尽早输液、输血。

92.解析：足月儿出生后不需要尽早输液、输血。

93.解析：开放性气胸时患侧胸膜腔与大气直接相通，患侧胸膜腔负压消失，肺被压缩而萎陷；两侧胸膜腔压力不等使纵隔移位，健侧肺受压。吸气时健侧胸膜腔负压增大，纵隔向健侧移位；呼气时两侧胸膜腔压力差减小，纵隔移向患侧，纵隔位置随呼吸运动而左右摆动，称为纵隔扑动。

94.解析：张力性气胸为气管、支气管或肺损伤处形成活瓣，气体随每次吸气进入胸膜腔并积累增多，导致胸膜腔压力高于大气压，又称高压性气胸。

95.解析：机械性肠梗阻是由于肠腔堵塞（如蛔虫团、粪石堵塞）、肠壁病变（如肿瘤）、肠管受压（如肠粘连、疝嵌顿）等原因引起肠腔狭窄，使肠内容物通过发生障碍。

96.解析：麻痹性肠梗阻见于急性弥漫性腹膜炎、腹部手术后、腹膜后血肿或感染等。

97.解析：输注移植是将具有活力的细胞输注到受体的血管、体腔或组织器官内的方法，如输血、骨髓移植、干细胞移植、胰岛移植等。

98.解析：游离移植是移植物从供体取下时，完全断绝与供体的各种联系，移植至受体后重新建立血液循环，如游离皮片移植。

99.解析：子宫颈癌是最常见的妇科恶性肿瘤，病人年龄分布呈双峰状，30~35岁和50~55岁，平均年龄为52.2岁。

100.解析：卵巢肿瘤可发生在任何年龄段，是女性生殖器常见的肿瘤，卵巢恶性肿瘤是女性生殖器三大恶性肿瘤之一，死亡率为妇科恶性肿瘤之首位。

护考应急包

2025
护理学（师）
单科一次过

基础知识 全真模拟试卷与解析

全真模拟试卷（五）

全国卫生专业技术资格考试研究专家组　编写

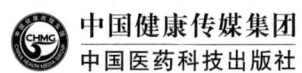

中国健康传媒集团
中国医药科技出版社

内 容 提 要

本书根据最新考试大纲要求,通过分析历年考试真题,并在研究命题规律的基础上精心编写而成。供考生进行模拟自测,梳理对知识点的掌握程度,顺利通关考试。本套试卷分为试题和答案及解析两大部分,以便学生自测后核对答案更加方便。试卷中题型、题量及题目难易程度与考试真题保持高度一致,考生根据自己未通过的科目选择相应的试卷即可。

图书在版编目(CIP)数据

2025护理学(师)单科一次过全真模拟试卷与解析.基础知识/全国卫生专业技术资格考试研究专家组编写.--北京:中国医药科技出版社,2024.9.(2025.2重印)--(护考应急包).-- ISBN 978-7-5214-4790-3

I. R47-44

中国国家版本馆CIP数据核字第2024SU2522号

美术编辑	陈君杞
版式设计	南博文化
出版	中国健康传媒集团|中国医药科技出版社
地址	北京市海淀区文慧园北路甲22号
邮编	100082
电话	发行:010-62227427 邮购:010-62236938
网址	www.cmstp.com
规格	889×1194mm $^1/_{16}$
印张	8
字数	298千字
版次	2024年9月第1版
印次	2025年2月第2次印刷
印刷	北京金康利印刷有限公司
经销	全国各地新华书店
书号	ISBN 978-7-5214-4790-3
定价	25.00元

版权所有　盗版必究

举报电话:010-62228771

本社图书如存在印装质量问题请与本社联系调换

获取新书信息、投稿、为图书纠错,请扫码联系我们。

试题部分

一、以下每一道考题下面都有A、B、C、D、E五个备选答案，请从中选择一个最佳答案，并在答题卡上将相应题号的相应字母所属的方框涂黑。

1.呼吸衰竭的常见诱因是
　A.进食过多
　B.血压升高
　C.心率加快
　D.高热
　E.肺部感染

2.有关婴儿期辅食添加原则，**错误**的是
　A.循序渐进
　B.由单一到多种
　C.由稀到稠
　D.由粗到细
　E.由少到多

3.系统性红斑狼疮发病机制是
　A.药物过敏
　B.劳累过度
　C.烟酒过多
　D.烈日暴晒
　E.自身免疫

4.妊娠最早、最重要的症状是
　A.乳房胀痛
　B.乳头刺痛
　C.停经
　D.呕吐
　E.尿频

5.婴幼儿最常见的贫血是
　A.慢性溶血性贫血
　B.营养性缺铁性贫血
　C.巨幼细胞贫血
　D.再生障碍性贫血
　E.铅中毒性贫血

6.高血压、动脉粥样硬化的老年病人，无需限制的饮食是
　A.高钙食物
　B.高钠食物
　C.高糖食物
　D.高脂肪食物
　E.高胆固醇食物

7.预后最差的肺癌类型是
　A.鳞状细胞癌
　B.大细胞癌
　C.小细胞癌
　D.黏液癌
　E.腺癌

8.**不**属于继发性闭经的是
　A.子宫性闭经
　B.输卵管性闭经
　C.卵巢性闭经
　D.垂体性闭经
　E.下丘脑性闭经

9.小儿呼吸、心跳骤停的主要直接原因是
　A.急性失血
　B.电解质紊乱
　C.心肌炎
　D.严重外伤
　E.窒息

10.休克时反映器官血流灌注最重要的指标是
　A.肢体温度
　B.尿量
　C.脉率
　D.血压
　E.神志

11.关于阻塞性肺气肿的病因及发病机制，**错误**的是
　A.抗胰蛋白酶增多
　B.长期吸烟
　C.大气污染
　D.慢性感染
　E.由慢支演变

12.有关胎盘早剥的叙述，正确的是
　A.对孕妇无影响
　B.分娩期不易发生
　C.是指正常位置胎盘在胎儿娩出前从子宫壁剥离
　D.是指前置胎盘在胎儿娩出后从子宫壁剥离
　E.多发生于妊娠28周后

13.静脉补钾时，在500ml液体中加入10%氯化钾，一般**不超过**
　A.30ml

B.20ml

C.15ml

D.10ml

E.5ml

14.ICU专科护士应具备的条件**错误**的是
A.能诊断及处理一般心律失常
B.能识别正常和异常心电图
C.掌握心肺脑复苏及监护等技术
D.经ICU专科培训
E.从事临床工作至少1年

15.肾单位的组成是
A.皮质和髓质
B.肾小体和肾小管
C.肾小球和肾小管
D.肾小体和集合管
E.肾小球和肾小囊

16.引起急性脓胸最主要的原发病灶是
A.化脓性心包炎
B.纵隔脓肿
C.膈下脓肿
D.肝脓肿
E.肺脓肿

17.类风湿关节炎最基本的病理损害是关节的
A.关节腔隙变窄
B.关节腔隙增大
C.骨质疏松
D.软骨炎症
E.滑膜炎症

18.正常小儿前囟闭合的时间最迟为
A.24个月
B.18个月
C.12个月
D.5~6个月
E.3~4个月

19.脑出血最常见的部位是
A.小脑
B.内囊
C.大脑半球
D.脑干
E.脑桥

20.交界性肿瘤的特征是
A.包膜不完整的良性肿瘤
B.良性肿瘤偶有远处转移
C.形态上良性，浸润性生长，切除后易复发
D.良性肿瘤来源于2种组织
E.良性肿瘤位于2个脏器的交界处

21.我国急性胰腺炎最常见的病因是
A.药物因素
B.特异性感染疾病
C.酒精中毒
D.代谢异常
E.胆道疾病

22.自发性气胸常继发于
A.肺脓肿
B.支气管哮喘
C.肺结核
D.肺癌
E.大叶性肺炎

23.女性受孕的最佳时间是排卵后
A.60小时内
B.48小时内
C.36小时内
D.24小时内
E.12小时内

24.急性排斥反应一般出现在
A.3个月内
B.1个月内
C.1~2周
D.5天内
E.24小时内

25.麻醉前使用抗胆碱类药物的主要作用是
A.强化麻醉效果
B.预防局部麻药中毒
C.催眠
D.稳定情绪
E.减少呼吸道分泌物

26.急性上呼吸道感染最常见的病因是
A.支原体
B.真菌
C.衣原体
D.细菌
E.病毒

27.急性乳腺炎多发生于
A.乳腺较大的妇女
B.青年产妇
C.任何哺乳的妇女
D.产后哺乳期的初产妇
E.产后哺乳期的经产妇

28. 左心功能不全所致呼吸困难是由于
    A. 肺循环淤血
    B. 下腔静脉淤血
    C. 门静脉淤血
    D. 体静脉淤血
    E. 上腔静脉淤血

29. 婴幼儿尿路感染最主要的途径是
    A. 邻近器官蔓延
    B. 直接感染
    C. 淋巴感染
    D. 上行感染
    E. 血源感染

30. 属于肿瘤二级预防的措施是
    A. 化疗
    B. 放疗
    C. 手术
    D. 积极治疗癌前病变
    E. 环境保护

31. 婴儿生后持续青紫，最可能患有
    A. 动脉导管未闭
    B. 法洛四联症
    C. 肺动脉狭窄
    D. 室间隔缺损
    E. 房间隔缺损

32. 人体最重要的神经内分泌器官是
    A. 胰腺
    B. 甲状腺
    C. 肾上腺
    D. 腺垂体
    E. 下丘脑

33. 妊娠高血压综合征最基本的病理变化是
    A. 肾小管重吸收功能降低
    B. 弥散性血管内凝血
    C. 全身小动脉痉挛
    D. 水钠潴留
    E. 胎盘绒毛退行性变化

34. 高血压脑病指的是
    A. 外来血栓堵塞脑动脉
    B. 脑肿瘤
    C. 脑血管内压高而破裂
    D. 血黏稠致脑血栓形成
    E. 脑小动脉严重痉挛致脑水肿

35. 急性肾衰竭少尿期最危险的并发症是
    A. 尿毒症
    B. 水中毒
    C. 代谢性酸中毒
    D. 高钾血症
    E. 出血倾向

36. 出生时存在，而数月后消失的神经反射是
    A. 膝腱反射
    B. 吞咽反射
    C. 握持反射
    D. 腹壁反射
    E. 角膜反射

37. 脂溶性维生素包括维生素
    A. A、B、C、D
    B. E、B、K、D
    C. A、K、C、D
    D. A、E、C、D
    E. A、D、E、K

38. 胎儿窘迫的基本病理生理变化是
    A. 脐带和胎盘异常
    B. 胎儿心血管系统功能障碍
    C. 底蜕膜出血
    D. 全身小动脉痉挛
    E. 缺血缺氧

39. 属于癫痫发作持续状态的是
    A. 连续发作
    B. 强直阵挛发作间歇期病人仍意识障碍
    C. 在两次服药期间发作
    D. 尖叫一声后意识丧失
    E. 一侧肢体有节律性地抽搐

40. 2岁以内小儿乳牙数目正确的计算方法是
    A. 月龄-（6~12）
    B. 月龄-（2~10）
    C. 月龄-（2~8）
    D. 月龄-（4~6）
    E. 月龄-（2~4）

41. 推算预产期最常用的依据是
    A. 末次月经开始的第一天
    B. 早孕反应开始的时间
    C. 孕早期的妇科检查结果
    D. 开始感觉到胎动的时间
    E. 测量宫底的高度

42. 护士发现新生儿口腔黏膜腭中线和齿龈切缘处有黄白色小斑点，正确的护理措施是
    A. 用无菌针头挑破
    B. 涂制霉菌素

C.手术切除
D.用力擦净
E.不必处理

43.胃癌最好发的部位是
A.胃体部
B.胃底部
C.胃窦部
D.贲门部
E.胃小弯

44.慢性肺心病发病的关键环节是
A.右房肥大
B.肺动脉高压
C.右室肥大
D.肺泡膨大
E.气管阻塞

45.猩红热的主要传播途径是
A.空气飞沫
B.产道恶露
C.伤口分泌物
D.食物污染
E.水源污染

46.慢性肾衰竭贫血的最主要原因是
A.消化道出血
B.营养不良
C.叶酸缺乏
D.促红细胞生成素缺乏
E.铁缺乏

47.不属于女性外生殖器的是
A.前庭大腺
B.小阴唇
C.阴道
D.阴蒂
E.阴阜

48.最常见的青紫型先天性心脏病是
A.法洛四联症
B.大血管错位
C.肺动脉狭窄
D.房间隔缺损
E.室间隔缺损

49.原发性肾病综合征的主要病因是
A.感染因素
B.理化因素
C.免疫因素
D.过敏因素
E.遗传因素

50.支气管哮喘反复发作的因素是
A.气道变应性炎症
B.精神紧张
C.免疫缺陷
D.感染
E.缺氧

51.原发性肾病综合征病人水肿的主要原因是
A.肾小管重吸收蛋白障碍
B.循环血容量不足
C.高脂血症
D.低白蛋白血症
E.蛋白质合成障碍

52.胆囊结石最易嵌顿的部位是
A.胆总管
B.胆囊管
C.胆囊颈
D.胆囊体
E.胆囊底

53.甲亢术前药物准备的目的是
A.减少术后并发症
B.预防甲状腺危象
C.减少术中出血
D.预防术后复发
E.减轻甲亢症状

54.有关孕激素的作用,正确的是
A.使子宫内膜转化为分泌期
B.促进阴道上皮角化
C.使宫颈黏液变稀薄
D.促使乳腺管增生
E.促进子宫发育

55.子宫内膜不规则脱落的直接发病机制是
A.无排卵
B.无黄体形成
C.黄体发育不良
D.黄体萎缩不全
E.黄体过早衰退

56.妊娠期母体生殖系统的生理变化是
A.足月时子宫容积可达1000ml
B.子宫体明显变软
C.子宫颈分泌物减少
D.阴道皱襞减少
E.外阴变薄,弹性增加

57. 人体在术后早期应激状态下出现的代谢改变是
    A.胰岛素水平升高
    B.大量脂肪分解
    C.肌肉蛋白质分解增强
    D.高血糖
    E.肝糖原合成增加

58. 腰椎间盘突出症最易发生的部位是
    A.骶1~2间隙
    B.腰4~5间隙
    C.腰3~4间隙
    D.腰2~3间隙
    E.腰1~2间隙

59. 关于麻疹病毒的生物学特性，正确的是
    A.对一般消毒剂不敏感
    B.不耐寒
    C.加热易被破坏
    D.血清型不稳定
    E.是DNA病毒

60. 慢性肾衰伴发心力衰竭的原因一般<u>不包括</u>
    A.尿毒症性心肌病
    B.消化道出血
    C.严重贫血
    D.高血压
    E.水钠潴留

61. 关于绒毛膜癌的病理改变，正确的是
    A.滋养细胞增生，间质水肿，间质内胎源性血管消失
    B.滋养细胞极度不规则增生，未见绒毛结构
    C.绒毛结构及滋养细胞增生和分化不良
    D.腺体增生，并有不典型细胞
    E.为蜕膜组织，未见绒毛结构

62. 肝脏的营养供应来源是
    A.下腔静脉
    B.门静脉
    C.肝静脉
    D.肝动脉和门静脉
    E.肝动脉

63. 前列腺良性增生可引起的尿失禁类型是
    A.完全性尿失禁
    B.急迫性尿失禁
    C.压力性尿失禁
    D.假性尿失禁
    E.真性尿失禁

64. 心肌细胞动作电位的主要传导途径，正确的是
    A.窦房结—心房肌—房室束及左右束支—房室交界—浦肯野纤维—心室肌
    B.窦房结—浦肯野纤维—房室束及左右束支—心房肌—房室交界—心室肌
    C.窦房结—房室束及左右束支—浦肯野纤维—心房肌—房室交界—心室肌
    D.窦房结—房室交界—房室束及左右束支—心房肌—浦肯野纤维—心室肌
    E.窦房结—心房肌—房室交界—房室束及左右束支—浦肯野纤维—心室肌

65. 患儿女，10岁。给宠物犬洗澡后即出现咳嗽、咳痰伴喘息发作，诊断为哮喘。引起该病人哮喘发作最可能的过敏原是
    A.细菌感染
    B.病毒感染
    C.毛屑
    D.尘螨
    E.花粉

66. <u>不属于</u>弥漫性甲状腺肿的诱发因素是
    A.劳累
    B.精神刺激
    C.贫血
    D.创伤
    E.感染

67. 引起门静脉高压症的主要原因是
    A.肝外门静脉血栓形成
    B.布-加综合征
    C.肝炎后肝硬化
    D.血吸虫病肝硬化
    E.酒精性肝硬化

68. 原发免疫性血小板减少症发病机制<u>不包括</u>
    A.白细胞计数减少
    B.形成血小板的巨核细胞减少
    C.血小板相关免疫球蛋白增高
    D.血小板寿命缩短
    E.血小板计数减少

69. 小儿秋季腹泻最常见的病原体是
    A.柯萨奇病毒
    B.轮状病毒
    C.耶尔森菌
    D.大肠埃希菌
    E.金黄色葡萄球菌

70. 血栓闭塞性脉管炎的好发部位是
    A.下腔静脉
    B.上腔静脉

C.髂-股深静脉
D.上肢中小动静脉
E.下肢中小动静脉

71.与系统性红斑狼疮发病可能有关的激素是
A.肾上腺素
B.肾素
C.生长激素
D.性激素
E.甲状旁腺素

72.注意缺陷多动障碍的病因是
A.与教育有关
B.与环境有关
C.与遗传有关
D.与受惊有关
E.病因不明确

73.婴儿的呼吸类型是
A.点头样呼吸
B.抽泣样呼吸
C.胸式呼吸
D.胸腹式呼吸
E.腹膈式呼吸

74.引起急性脓胸最主要的原发病灶是
A.化脓性心包炎
B.纵隔脓肿
C.膈下脓肿
D.肝脓肿
E.肺脓肿

75.属于不稳定型骨折的是
A.裂缝骨折
B.嵌插骨折
C.横行骨折
D.螺旋骨折
E.青枝骨折

76.除水外，人体构成的主要成分是
A.维生素
B.电解质
C.蛋白质
D.脂肪
E.糖类

77.二尖瓣狭窄并发栓塞的病人最常见的栓塞部位是
A.四肢动脉
B.脑动脉
C.肾动脉
D.脾动脉
E.肺动脉

78.急性心肌梗死发生休克的主要原因是
A.左心室输出量下降
B.左心室输出量增加
C.心脏前、后负荷加重
D.心脏后负荷加重
E.心脏前负荷加重

79.病理检查可见绒毛结构的疾病是
A.外阴癌
B.绒毛膜癌
C.侵蚀性葡萄胎
D.子宫内膜癌
E.宫颈癌

80.关于健存肾单位学说的叙述，正确的是
A.机体在纠正肾衰竭出现的病态现象时，产生各系统间新的不平衡
B.随着肾单位破坏增加，残余健全肾单位代偿性发生高灌注、高滤过
C.肾单位一部分受损，又再生一批肾单位代偿
D.相当数量肾单位破坏，残余健全肾单位代偿
E.每个肾单位中，肾小球受累时所属肾小管也受累

81.肾结核的早期表现特点是
A.膀胱挛缩
B.肾型肾功能不全
C.尿失禁
D.急性尿潴留
E.顽固性膀胱刺激征

82.关于正常妊娠期妇女血液成分变化的叙述，正确的是
A.血小板减少
B.血沉加快
C.中性粒细胞减少
D.白细胞减少
E.血浆减少

83.患儿，女，12岁。背部有一脓肿，切开后，脓液稠厚、黄色、无臭味。感染的细菌可能是
A.变形杆菌
B.铜绿假单胞菌
C.溶血性链球菌
D.金黄色葡萄球菌
E.大肠埃希菌

84.患儿，男，7岁。三天前右中指被竹签刺伤。今诉手指疼痛。检查见右中指红肿明显，原刺伤部位中间发白，手指无法弯曲，患儿体温38℃。最可能的诊断是

A.指头炎
B.甲沟炎
C.疖
D.痈
E.蜂窝织炎

85.病人，女性，23岁。生长在高原缺碘地区。一年前发现颈前部结节状肿物，现肿物变化不大，无任何不适。最可能的诊断是
A.桥本甲状腺炎
B.甲状腺功能亢进症
C.单纯性甲状腺肿
D.甲状腺癌
E.甲状腺腺瘤

86.护士以下行为违反了法律法规的职业要求的是
A.对突发大出血病人先建立静脉通路
B.病人病情紧急时先行处置
C.替医师书写口头医嘱
D.遵医嘱给病人服药
E.抢救时独立执行医嘱

87.以下哪项行为不属于护士行为规范要求的内容
A.积极协助病人进行康复
B.积极帮助病人选择治疗方案
C.积极化解病人与医务人员的矛盾
D.积极与病人亲属进行沟通
E.积极与病人进行有效地沟通

88.病人，男性，30岁。因高热肺部感染入院。责任护士在评估病人时发现病人有吸毒史，病人要求护士保密不要告诉别人。护士正确的做法是
A.保护病人隐私，告诉病人的单位要求他们保密
B.保护病人隐私，告诉病人亲属不告诉医师
C.保护病人隐私，不告诉亲属而要告诉医师
D.保护病人隐私，不告诉病人的配偶和亲属
E.保护病人隐私，不告诉任何人包括其他医务人员

89.护理义务论分为行为义务论和
A.执行义务论
B.规则义务论
C.职业义务论
D.实践义务论
E.理论义务论

二、以下提供若干组考题，每组考题共用A、B、C、D、E五个备选答案。请从中选择一个与问题关系最密切的答案，并在答题卡上将相应题号的相应字母所属的方框涂黑。某个备选答案可能被选择一次、多次或不被选择。

（90~92题共用备选答案）
A.不完全性肠梗阻
B.麻痹性肠梗阻
C.绞窄性肠梗阻
D.结肠梗阻
E.高位梗阻

90.有少量排便排气可见于
91.呕吐频繁可见于
92.血性呕吐物可见于

（93~94题共用备选答案）
A.0.5%碘伏溶液
B.0.9%生理盐水
C.1∶5000高锰酸钾溶液
D.1%乳酸溶液
E.2%~4%碳酸氢钠溶液

93.滴虫性阴道炎病人行阴道冲洗时应选用
94.外阴阴道假丝酵母菌病人行阴道冲洗应选用

（95~97题共用备选答案）
A.复合型颈椎病
B.交感神经型颈椎病
C.椎动脉型颈椎病
D.脊髓型颈椎病
E.神经根型颈椎病

95.一过性脑缺血表现于
96.压头试验阳性体征见于
97.随病情加重，可发生自上而下的上运动神经元性瘫痪见于

（98~100题共用备选答案）
A.气管向健侧偏移
B.呼吸时可闻及吸吮样音
C.颈部皮下可触及捻发音
D.伤侧胸部听诊呼吸音消失
E.伤侧胸部叩诊呈鼓音

98.损伤性气胸病人共同的体征是
99.张力性气胸病人特有的体征是
100.开放性气胸病人特有的体征是

答案与解析

序号	1	2	3	4	5	6	7	8	9	10
答案	E	D	E	C	B	A	C	B	E	B
序号	11	12	13	14	15	16	17	18	19	20
答案	A	C	C	E	B	E	E	A	B	C
序号	21	22	23	24	25	26	27	28	29	30
答案	E	C	E	C	E	E	D	A	D	D
序号	31	32	33	34	35	36	37	38	39	40
答案	B	E	C	E	D	C	E	E	B	D
序号	41	42	43	44	45	46	47	48	49	50
答案	A	E	C	B	A	D	C	A	C	A
序号	51	52	53	54	55	56	57	58	59	60
答案	D	C	B	A	D	B	D	B	C	B
序号	61	62	63	64	65	66	67	68	69	70
答案	B	B	D	E	C	C	C	A	B	E
序号	71	72	73	74	75	76	77	78	79	80
答案	D	E	E	E	D	C	B	A	C	B
序号	81	82	83	84	85	86	87	88	89	90
答案	E	B	D	A	C	C	B	C	B	A
序号	91	92	93	94	95	96	97	98	99	100
答案	E	C	D	E	C	E	D	E	D	B

1.解析：呼吸衰竭最常见的病因是COPD，最常见的诱因是感染。
2.解析：小儿辅食添加应遵循循序渐进，从少到多，从稀到稠，从细到粗，由一种到多种的原则。
3.解析：系统性红斑狼疮（SLE）是病变累及全身各个系统的特异性自身免疫性疾病。
4.解析：停经是妊娠最早、最主要的症状。
5.解析：婴幼儿最常见的贫血是由于铁摄入不足导致血红蛋白减少而引起的缺铁性贫血，6个月至2岁婴幼儿多见。
6.解析：高血压、动脉粥样硬化病人宜进食低热量、低脂肪、低胆固醇、少糖、少盐饮食，老年人易缺钙不需要限制高钙食物。
7.解析：小细胞肺癌恶性程度最高，在各型肺癌中预后最差，但对化疗最敏感。
8.解析：继发性闭经是指妇女曾有规律月经来潮，但以后因某种病因导致月经停止6个月以上者。继发性闭经分为下丘脑性闭经、垂体性闭经、卵巢性闭经和子宫性闭经。
9.解析：窒息是引起小儿呼吸心跳骤停的主要直接原因，见于各种原因引起的新生儿窒息。
10.解析：尿量是反映肾血流灌注情况的指标，尿量恢复每小时40ml以上，提示休克已经纠正。

11.解析：阻塞性肺气肿主要与吸烟、职业性粉尘和化学物质、大气污染、感染、气候，α_1-抗胰蛋白酶缺乏等有关。

12.解析：胎盘早剥是指妊娠20周后或分娩期，正常位置的胎盘在胎儿娩出前部分或全部从子宫壁剥离。

13.解析：静脉补钾时浓度不宜超过0.3%，因此500ml的液体中最多加入10%氯化钾15ml。

14.解析：ICU护士应具备的条件：①需要有临床多个科室2年以上的轮转经历的注册护士；②接受院内3~6个月ICU专业培训；③专业技能过硬，掌握急救技术，掌握重症监护的专业技术等。

15.解析：肾单位是肾脏的基本结构，包括肾小体和肾小管。

16.解析：急性脓胸多为继发性感染，最主要的原发病灶来自肺部，常见的致病菌为金黄色葡萄球菌、肺炎双球菌、链球菌。

17.解析：滑膜炎是类风湿关节炎的基本病理改变。

18.解析：正常情况下，小儿前囟通常于1~1.5岁时闭合，最迟2岁闭合。

19.解析：脑出血为脑实质出血，可发生于大脑半球、脑干、小脑，以内囊出血最常见。

20.解析：交界性肿瘤是指一种低度潜在恶性肿瘤，它具有良性肿瘤和恶性肿瘤的一些特征，如生长缓慢、复发迟，类似良性肿瘤，可发生转移，但转移率较低。

21.解析：在我国，胆道疾病是急性胰腺炎最常见的病因。

22.解析：自发性气胸最常继发于慢性阻塞性肺疾病和肺结核，其次是原发性气胸。

23.解析：通常受精常发生在排卵后12小时内。

24.解析：急性排斥反应发生于移植后1~2周内，临床上表现为发热、全身不适、移植物肿大和疼痛。

25.解析：麻醉前使用抗胆碱类药物可减少迷走神经兴奋，减少胆碱能神经递质的释放，减少呼吸道腺体分泌。

26.解析：急性上呼吸道感染约有70%~80%由病毒引起。

27.解析：急性乳腺炎的主要病因是乳汁淤积。好发于产后哺乳的妇女，以初产妇多见。

28.解析：左心功能不全主要病理改变为肺循环淤血引起呼吸困难，最早出现的是劳力性呼吸困难。

29.解析：上行感染是尿路感染最主要的感染途径。

30.解析：肿瘤的二级预防是指肿瘤的早期发现、早期诊断和早期治疗。

31.解析：法洛四联症是最常见的青紫型先天性心脏病。主要表现为发绀，青紫程度与肺动脉狭窄程度有关。

32.解析：下丘脑是人体最重要的神经内分泌器官。

33.解析：妊高症的基本病理变化是全身小动脉痉挛。

34.解析：高血压脑病是指脑细小血管发生持久而严重的痉挛或广泛微血管栓塞，脑供血发生急性障碍，大脑过度灌注，导致脑水肿和脑体积增加，引起的一系列症状。

35.解析：高钾血症是急性肾衰竭少尿期重要死亡原因，可诱发各种心律失常，重者造成心跳骤停。

36.解析：新生儿生后具有觅食反射、吸吮反射、握持反射、拥抱反射、交叉伸腿反射的原始反射。正常情况下，生后数月这些反射可自然消失。

37.解析：脂溶性维生素包括维生素A、D、E、K。

38.解析：胎儿窘迫是指胎儿在宫内有缺氧征象，危及胎儿生命，其基本病理变化是缺血缺氧引起的一系列变化。

39.解析：癫痫持续状态是指癫痫连续发作之间意识未完全恢复又频繁再发，或发作持续30分钟以上。

40.解析：小儿2岁内乳牙数目为月龄减去4~6。

41.解析：末次月经的第一天算起，月份加9或减3，为预产期月份，天数加7，为预产期日。

42.解析：新生儿上腭中线和齿龈切缘上常有黄白色小斑点称上皮珠，俗称"马牙子"。是由上皮细胞堆积形成，于生后数周、数月自行消失，不必处理。

43.解析：胃癌好发于胃窦部。

44.解析：肺循环阻力增加，肺动脉高压可加重右心室后负荷，引起右心室代偿性肥厚、扩张，逐渐发展为慢性肺源性心脏病（简称肺心病）。

45.解析：猩红热是由A组乙型溶血性链球菌引起的急性传染病，主要通过空气飞沫直接传播。

46.解析：贫血是尿毒症病人常有的症状，主要是由于促红细胞生成素减少所致。

47.解析：女性外生殖器是女性生殖器官的外露部分，包括耻骨联合至会阴及两股内侧之间的组织，由阴阜、大阴唇、小阴唇、阴蒂和阴道前庭组成。

48.解析：法洛四联症是一种常见的发绀型先天性心脏病。约占先天性心脏病的10%~15%。主要表现为发绀，青紫程度与肺动脉狭窄程度有关。

49.解析：原发性肾病综合征的病因及发病机制至今并未完全清楚，较肯定的是免疫因素。

50.解析：气道的变应性炎症直接损伤气道上皮、上皮内神经末梢裸露，引起气道高反应性，使哮喘反复发作，难以缓解。

51.解析：水肿是肾病综合征最突出的体征，其发生与低蛋白血症导致的血浆胶体渗透压下降有关。

52.解析：胆囊结石最易嵌顿的部位是胆囊颈部。

53.解析：甲亢术前药物准备主要是预防甲状腺危象的发生。

54.解析：B、C、D、E都是雌激素的生理功能，孕激素使增生期子宫内膜转化为分泌期内膜，抑制输卵管节律性收缩。

55.解析：子宫内膜不规则脱落，在月经周期中病人有排卵，黄体发育良好，但萎缩过程延长，导致子宫内膜不规则脱落。

56.解析：妊娠期子宫明显增大变软，宫腔容积足月时约5000ml；宫颈管腺体肥大，宫颈黏液分泌增多；阴道黏膜着色、增厚、皱襞增多，结缔组织变松软，伸展性增加。

57.解析：人体在术后早期应激状态下出现的代谢改变是高血糖。

58.解析：由于下腰椎负重和活动范围大，故腰椎间盘突出最易发生在$L_4\sim L_5$和$L_5\sim S_1$。

59.解析：麻疹病毒是一种副黏液病毒，仅有一个血清型，抗原性稳定，病毒不耐热，对日光和消毒剂均敏感，在低温下能长期生存。

60.解析：慢性肾衰竭尿毒症期易出现心血管系统改变，心力衰竭为慢性肾衰最常见的死亡原因，与高血压、水钠潴留、贫血、尿毒症性心肌病等有关。

61.解析：绒毛膜癌是一种高度恶性的滋养细胞肿瘤。滋养细胞发生恶变显微镜下检查典型的病变为滋养细胞极度不规则增生，增生与分化不良的滋养细胞排列成片状，侵入子宫内膜和肌层，并伴有大量出血和坏死，绒毛结构消失。

62.解析：肝脏有双重血液供应，肝动脉和门静脉。肝动脉是来自心脏的动脉血，主要供应氧气，门静脉收集消化道的静脉血，主要供给肝脏的营养。

63.解析：前列腺良性增生病人尿路严重梗阻时，膀胱残余尿量增多，长期可导致膀胱无力，发生尿潴留，并可出现充溢性尿失禁（假性尿失禁）。

64.解析：当窦房结发生兴奋后，兴奋经心房肌布到整个心房，同时，窦房结的兴奋也通过"优势传导通路"迅速传到房室交界区。兴奋由房室交界区经房室束及其左、右束支，浦肯野纤维迅速传到心室肌，引起整个心脏兴奋。

65.解析：患儿给宠物洗澡后哮喘发作，应考虑为动物毛屑引起。

66.解析：由于应激因素感染、创伤、精神刺激、劳累等破坏机体免疫稳定性，使有遗传性免疫监护和调节功能缺陷者发病。

67.解析：肝炎后肝硬化是引起门静脉高压的主要原因，肝硬化时，纤维化和再生结节压迫血管，导致血管扭曲，从而使肝窦和终末门静脉阻力增加。

68.解析：病人体内有病理性免疫所产生的抗血小板抗体，血小板与抗体结合后易遭破坏。抗体不仅导致血小板破坏同时也影响巨核细胞成熟，使血小板生成减少。体外培养证实慢性型病人脾能产生血小板特异性IgG，与抗体结合的血小板主要在脾脏遭到破坏，正常血小板平均寿命为7~11日，ITP病人血小板寿命明显缩短，约为1~3日。

69.解析：轮状病毒是引起婴幼儿腹泻的主要病原体之一，多于秋冬季流行。大便特点为黄色水样或蛋花汤样。

70.解析：血栓闭塞性脉管炎病变主要累及四肢远端的中、小动静脉，以下肢为主。

71.解析：系统性红斑狼疮的病因尚不清楚，目前认为与遗传、性激素、环境因素（阳光照射）、药物（普鲁卡因胺、肼苯达嗪、氯丙嗪）等有关。

72.解析：注意缺陷多动障碍的发病原因尚不清楚，可能是一种多基因的遗传性疾病；同时可能与产前、产时、产后的轻度脑损伤有关。

73.解析：新生儿胸腔较小，肋间肌较弱，胸廓运动较浅，主要靠膈肌运动，呼吸呈腹式。

74.解析：脓胸主要是继发性感染，大多数来自肺脓肿，常见致病菌为金黄色葡萄球菌。

75.解析：稳定性骨折指骨折端不易移位，重复位不易再移位的骨折，如不完全性骨折及横形骨折、嵌插骨折等。

76.解析：蛋白质是人体结构的主要成分，是一切生命的物质基础，其含量仅次于水，约占人体重的1/5。

77.解析：二尖瓣狭窄并发房颤的病人，因左心房内附壁血栓脱落可引起动脉栓塞，以脑栓塞最常见。

78.解析：急性心肌梗死是在冠状动脉严重狭窄的基础上，一旦心肌需血量猛增或冠状动脉血供锐减，心肌缺血达1小时以上，即可发生。心脏收缩力持续减弱，心排出量持久下降可使病人发生休克。

79.解析：侵蚀性葡萄胎增生的滋养细胞有明显的出血及坏死，但仍可见变性的或完好的绒毛结构。

80.解析：健存肾单位学说是肾实质疾病导致相当数量肾单位破坏，而残余健全肾单位代偿，当肾实质疾病的破坏继续进行，健全肾单位越来越少，最后不能达到人体代谢的最低要求，出现肾衰竭的临床表现。

81.解析：尿频是肾结核病人最早出现的症状，起初是含结核杆菌的酸性脓尿刺激膀胱所致，不久膀胱结核病变引起溃疡，尿频加重，并同时有尿急、尿痛。

82.解析：妊娠期母体血液相对稀释，呈生理性贫血，白细胞增加，血液处于高凝状态，血沉加快，网织红细胞轻度增加，血浆清蛋白减少。

83.解析：根据脓液的性质：脓液稠厚、黄色、无臭味可判断为金黄色葡萄球菌。

84.解析：有中指外伤史，现检查见右中指红肿明显，手指无法弯曲，原刺伤部位中间发白，首先考虑指头炎。目前应行切开减压和引流术。

85.解析：单纯性甲状腺肿是甲状腺功能正常的甲状腺肿，是由于缺碘致甲状腺肿物质或相关酶缺陷的原因所致的代偿性甲状腺肿大，不伴有明显的甲状腺功能亢进或减退，故又称为非毒性甲状腺肿。生长在高原缺碘区的年轻女性，出现颈部结节状肿块，生长缓慢，无任何不适，首先考虑单纯性甲状腺肿。

86.解析：护士的法律责任中，护士在执行医嘱时应注意慎重对待口头医嘱。一般不执行口头医嘱或电话医嘱，在急诊抢救的特殊情况必须执行口头医嘱时，护士需向医生重复一遍医嘱，确认无误后方可执行，执行完医嘱后，应及时记录医嘱的时间、内容、病人当时的情况等，并让医生及时补上书面医嘱。

87.解析：护士的行为规范要求护士尊重病人权利，平等待人，做病人利益的忠实维护者，选项中积极帮助病人选择治疗方案左右了病人的思想，不尊重病人的权利。

88.解析：根据病人情况，应对亲属保密，但因为治疗需要，需要告知医生。

89.解析：义务论分为行为义务论和规则义务论。

90.解析：急性完全性肠梗阻停止肛门排气、排便；不完全性肠梗阻可有多次少量的排气、排便。

91.解析：高位肠梗阻时呕吐出现早且频繁，呕吐物主要为胃及十二指肠内容物；低位肠梗阻呕吐迟而少，呕吐物呈粪样；麻痹性肠梗阻呕吐呈溢出性。

92.解析：若呕吐物呈棕褐色或血性，表明肠管有血运障碍，即绞窄性肠梗阻。

93.解析：滴虫性阴道炎应用1%乳酸或者0.5%醋酸冲洗。

94.解析：外阴阴道假丝酵母菌病应用2%~4%碳酸氢钠溶液冲洗。

95.解析：椎动脉型颈椎病由于椎动脉受累，可引起眩晕、视力模糊等，表现为一过性脑缺血。

96.解析：神经根型颈椎病表现为与脊神经根分布区相一致的感觉、运动及反射障碍，压头试验阳性。

97.解析：脊髓型颈椎病可出现上运动神经元损伤表现，四肢反射亢进，肌张力增强，出现病理征，躯体有感觉障碍平面，并可有括约肌功能障碍。

98.解析：损伤性气胸病人伤侧胸腔积气，叩诊呈鼓音。

99.解析：张力性气胸时，听诊呼吸音完全消失，叩诊呈鼓音。

100.解析：开放性气胸时，呼吸时可听到空气进入胸膜腔伤口的响声类似吸吮。

护考应急包

2025
护理学（师）
单科一次过

基础知识 全真模拟试卷与解析

全真模拟试卷（六）

全国卫生专业技术资格考试研究专家组　编写

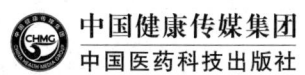

中国健康传媒集团
中国医药科技出版社

内 容 提 要

本书根据最新考试大纲要求，通过分析历年考试真题，并在研究命题规律的基础上精心编写而成。供考生进行模拟自测，梳理对知识点的掌握程度，顺利通关考试。本套试卷分为试题和答案及解析两大部分，以便学生自测后核对答案更加方便。试卷中题型、题量及题目难易程度与考试真题保持高度一致，考生根据自己未通过的科目选择相应的试卷即可。

图书在版编目（CIP）数据

2025护理学（师）单科一次过全真模拟试卷与解析. 基础知识 / 全国卫生专业技术资格考试研究专家组编写. 北京：中国医药科技出版社，2024.9.（2025.2重印）--（护考应急包）. -- ISBN 978-7-5214-4790-3

I. R47-44

中国国家版本馆CIP数据核字第2024SU2522号

美术编辑	陈君杞
版式设计	南博文化
出版	中国健康传媒集团｜中国医药科技出版社
地址	北京市海淀区文慧园北路甲22号
邮编	100082
电话	发行：010-62227427　邮购：010-62236938
网址	www.cmstp.com
规格	889×1194mm $\frac{1}{16}$
印张	8
字数	298千字
版次	2024年9月第1版
印次	2025年2月第2次印刷
印刷	北京金康利印刷有限公司
经销	全国各地新华书店
书号	ISBN 978-7-5214-4790-3
定价	25.00元

版权所有　盗版必究

举报电话：010-62228771

本社图书如存在印装质量问题请与本社联系调换

获取新书信息、投稿、为图书纠错，请扫码联系我们。

试题部分

一、以下每一道考题下面都有A、B、C、D、E五个备选答案。请从中选择一个最佳答案，并在答题卡上将相应题号的相应字母所属的方框涂黑。

1.<u>不属于</u>术前用药的是
 A.镇静催眠药
 B.镇痛药
 C.静脉麻醉药
 D.抗组胺药
 E.抗胆碱能药

2.慢性心功能不全的诱因<u>不包括</u>
 A.感染
 B.心肌炎
 C.分娩
 D.中重度贫血
 E.剧烈运动

3.人体在术后早期应激状态下出现的代谢改变是
 A.肝糖原合成增加
 B.高血糖
 C.肌肉蛋白分解增强
 D.大量脂肪分解
 E.胰岛素水平升高

4.空肠、回肠的静脉血最终汇入
 A.下腔静脉
 B.肠系膜上静脉
 C.门静脉
 D.肠系膜下静脉
 E.髂内静脉

5.新生儿窒息紧急处理首先应
 A.口对口人工呼吸
 B.用酒精擦胸部
 C.脐静脉注入三联药物
 D.氧气吸入
 E.清理呼吸道

6.老年男性泌尿系梗阻常见的原因是
 A.包皮过长
 B.结石、损伤
 C.盆腔内疾病
 D.先天性畸形
 E.前列腺增生症

7.肛管周围脓肿是指
 A.内痔合并感染所形成的脓肿
 B.外痔合并感染所形成的脓肿
 C.直肠膀胱陷窝内的脓肿
 D.肛门旁粉瘤感染所形成的脓肿
 E.肛管直肠周围间隙感染所形成的脓肿

8.新生儿期是指
 A.自出生脐带结扎起至生后7天
 B.自出生脐带结扎起至生后28天
 C.胎龄满28周至生后30天
 D.出生后到满30天
 E.出生后到满100天

9.慢性胃炎的主要病因是
 A.自身免疫反应
 B.十二指肠反流
 C.幽门螺杆菌感染
 D.理化因素
 E.机械损伤

10.小儿年龄阶段的划分中，婴儿期是指
 A.出生~28天
 B.出生~1岁
 C.2~3岁
 D.4~5岁
 E.6~7岁

11.急诊护士安排严重颅脑外伤昏迷病人优先就诊检查，所遵循的原则是
 A.效用原则
 B.公正原则
 C.双重效应原则
 D.知情同意原则
 E.自主原则

12.与原发性肝癌的发生关系最密切的是
 A.肝脏良性肿瘤
 B.血吸虫性肝硬化
 C.酒精后肝硬化
 D.肝炎后肝硬化
 E.肝脏良性肿瘤胆道感染

13.肋骨骨折好发生于
 A.位置不固定

B.10~12肋
C.8~9肋
D.4~7肋
E.1~3肋

14.急性胰腺炎是
A.蛔虫感染导致胰腺炎症
B.胰酶自身消化所致的化学性炎症
C.胰腺病毒感染
D.胃酸、胃蛋白酶消化自身组织
E.胰腺细菌感染

15.产后出血指经阴道分娩者胎儿娩出后24小时内阴道出血超过
A.700ml
B.600ml
C.500ml
D.400ml
E.300ml

16.属于绞窄性梗阻的是
A.蛔虫性肠梗阻
B.粘连性肠梗阻
C.肠套叠
D.肠扭转
E.麻痹性肠梗阻

17.胰头癌的主要病理特点是
A.厌食、消瘦、乏力
B.上腹部隐痛
C.胆囊肿大
D.肝脏肿大
E.进行性无痛性黄疸

18.多系统器官功能衰竭中，最常受累器官是
A.胃肠道
B.中枢神经系统
C.心脏
D.肾
E.肺

19.类风湿关节炎最基本病理改变是
A.关节软骨钙化
B.滑膜炎
C.滑膜变性坏死
D.结缔组织纤维蛋白样变性
E.血管炎

20.呼吸系统疾病最常见的症状是
A.水肿
B.胸痛

C.咯血
D.呼吸困难
E.咳嗽、咳痰

21.大咯血是指24小时内咯血量超过
A.300ml
B.400ml
C.500ml
D.600ml
E.700ml

22.引起原发性肝癌的原因不包括
A.乙型病毒性肝炎
B.肝硬化
C.饮食中含多量粗纤维
D.长期饮用蓝绿藻污染水
E.黄曲霉素

23.急性上呼吸道感染最常见的病原菌是
A.病毒
B.细菌
C.衣原体
D.真菌
E.支原体

24.女婴6天，其母换尿片时发现其阴道流出少量血性分泌物而向护士咨询，护士正确的解释是
A.细菌性阴道炎所致
B.真菌性阴道炎所致
C.阴道黏膜肿胀所致
D.阴道腺未成熟所致
E.出生后母体雌激素影响所致

25.某医院对恢复中病情轻微的病人，为保证其睡眠质量，夜间查房采用窗口查看方式，A病人入院后因不适应病房环境而常失眠，由此发现有时夜间护士不查房，遂向护士长投诉护士偷懒。护士应该怎样回应
A.认为该病人事多，不予理睬
B.直接让该病人服用安定片
C.夜里象征性地打开门看一眼
D.及时与该病人沟通交流，解释在何种情况下为了减少打扰病人夜间不入户查房，并针对病人失眠问题提出解决方法
E.再次夜间查房时，即使该病人睡着也将其叫醒，嘘寒问暖

26.引起疱疹性咽峡炎的病原体是
A.轮状病毒
B.埃可病毒
C.柯萨奇病毒A组

D.腺病毒3型、7型
E.合胞病毒

27.引起慢性风湿性心脏瓣膜病的病原体是
　A.军团菌
　B.厌氧菌
　C.肺炎链球菌
　D.流感病毒
　E.溶血性链球菌

28.各种类型休克早期的共同病理生理改变是
　A.心功能衰竭
　B.肾衰竭
　C.血压下降
　D.出血倾向
　E.有效循环血量锐减

29.患儿，男，10个月，诊断为"化脓性脑膜炎"，今晨出现烦躁不安，喷射性呕吐，右眼斜视，前囟饱满，肌张力增高，呼吸节律不整。遵医嘱使用甘露醇降低颅内压，下列护理措施正确的是
　A.发现甘露醇药液结晶，不能使用
　B.15分钟内快速静脉输完药液
　C.可与其他药液经同一静脉通道同时输入
　D.20%甘露醇，一般4~8小时给药一次
　E.不能静脉滴注

30.关于护士的基本任务，**错误**的是
　A.增进健康
　B.预防疾病
　C.保护环境
　D.恢复健康
　E.减轻痛苦

31.股疝易嵌顿，主要是因为
　A.骨盆宽大
　B.病人多为经产妇
　C.股管解剖特点
　D.病人肥胖
　E.病人年龄大

32.咳大量脓痰静置后分三层的疾病是
　A.支气管哮喘
　B.渗出性胸膜炎
　C.肺炎球菌肺炎
　D.肺结核
　E.支气管扩张

33.肺癌的综合治疗中，主要的治疗方法是
　A.免疫治疗
　B.中医中药

C.手术治疗
D.放射治疗
E.化学治疗

34.原发性肝癌的常见并发症**不包括**
　A.感染
　B.急性胰腺炎
　C.消化道出血
　D.癌旁综合征
　E.肝性脑病

35.小儿头围与胸围几乎相等的月龄是
　A.18个月
　B.12个月
　C.10个月
　D.8个月
　E.6个月

36.小儿前囟晚闭最常见于
　A.极度消瘦
　B.小儿畸形
　C.佝偻病
　D.脑积水
　E.脱水

37.Graves病又称
　A.亚急性甲状腺炎
　B.慢性淋巴细胞性甲状腺炎
　C.弥漫性毒性甲状腺肿
　D.自主性高功能甲状腺腺瘤
　E.多结节性甲状腺肿伴甲状腺功能亢进症

38.直接调节体液分布的因素**不包括**
　A.电解质浓度
　B.氧分压
　C.滤过压
　D.胶体渗透压
　E.电解质浓度血压

39.实施营养疗法的适应证是病人近期体重下降超过
　A.25%
　B.20%
　C.15%
　D.10%
　E.5%

40.胎儿身体纵轴与母体身体纵轴平行者，占妊娠足月分娩总数
　A.99.75%
　B.97.75%
　C.95%

D.5%

E.0.25%

41.妊娠期孕妇循环血量于孕32~34周显著增加，其恢复至正常水平的时间是

A.产后8~10周

B.产后6~8周

C.产后2~6周

D.产后1周内

E.孕29~40周

42.溃疡性结肠炎的临床表现与哪种细菌的感染相似

A.痢疾杆菌

B.金葡菌

C.嗜盐菌

D.沙门菌

E.幽门螺杆菌

43.颅内压增高的重要客观体征是

A.尿频

B.口渴

C.视盘水肿

D.呕吐

E.头痛

44.高血压脑病指的是

A.外来血栓堵塞脑动脉

B.脑肿瘤

C.脑血管内压高而破裂

D.血黏稠致脑血栓形成

E.脑小动脉严重痉挛致脑水肿

45.高血压病导致心脏负荷增加的类型是

A.右心室后负荷

B.左心室后负荷

C.右心室前负荷

D.左心室前负荷

E.全心负荷

46.慢性肾衰伴发心力衰竭的原因一般<u>不包括</u>

A.尿毒症性心肌病变

B.消化道出血

C.严重贫血

D.高血压

E.水钠潴留

47.与原发免疫性血小板减少症血小板减少无关的是

A.免疫抗体影响巨核细胞成熟

B.血小板在脾脏遭到破坏

C.脾产生血小板特异性IgG

D.病理性免疫产生血小板抗体

E.营养不良使血小板生成减少

48.成人颅内压增高是指颅内压持续高于

A.200mmH$_2$O

B.150mmH$_2$O

C.100mmH$_2$O

D.70mmH$_2$O

E.50mmH$_2$O

49.小儿高热惊厥常见的病因是

A.脱水

B.低钙血症

C.颅外感染

D.颅内占位性病变

E.颅内感染

50.<u>不符合</u>心绞痛特点的是

A.常有诱发因素

B.休息可缓解疼痛

C.疼痛多数持续在15分钟以上

D.疼痛可伴有濒死感

E.疼痛位于胸骨体中与上段之后

51.下列关于急性骨髓炎的叙述正确的是

A.术后闭式灌洗引流时，冲洗液滴注速度应由慢逐渐加快

B.患肢疼痛不明显

C.有低热、乏力、盗汗、消瘦等表现

D.多发生于长骨干骺端

E.常见于青壮年人

52.绒毛膜癌病人最常见的转移部位是

A.膀胱

B.阴道

C.肝

D.脑

E.肺

53.频发室性期前收缩是指至少每分钟超过

A.15个

B.10个

C.8个

D.5个

E.3个

54.外阴局部损伤易形成血肿的部位是

A.阴道前庭

B.阴蒂

C.大阴唇

D.小阴唇

E.阴阜

55.早期流产最主要的原因是
A.免疫因素
B.外界不良因素
C.生殖器异常
D.内分泌失调
E.染色体异常

56.青春期功能失调性子宫出血病人遵医嘱首选的治疗是
A.防止内膜病变
B.减少经量
C.促进排卵
D.调整周期
E.止血

57.甲状腺肿块的临床检查特征是
A.肿块突出
B.随吞咽移动
C.颈部压迫感
D.有压痛
E.质地较硬

58.行肠内营养支持治疗的适应证**不包括**
A.消化道瘘者
B.肠道感染病人
C.慢性消耗性疾病
D.吞咽和咀嚼困难者
E.意识障碍和昏迷病人

59.引起夏季小儿腹泻的病原体主要是
A.科萨奇病毒
B.变形杆菌
C.轮状病毒
D.金黄色葡萄球菌
E.致病性大肠埃希菌

60.大部分乳房淋巴液的流向是
A.经胸大、小肌间淋巴结流至锁骨下淋巴结
B.经腹直肌鞘和肝镰状韧带淋巴管进入肝
C.沿肋间淋巴管流至胸骨旁淋巴结
D.经胸大肌外侧缘淋巴管流至腋窝淋巴结
E.经皮下交通淋巴管流至腹股沟淋巴结

61.关于麻疹流行病学特点的叙述，**错误**的是
A.出疹前5天~出疹后5天均有传染性
B.病后获得持久免疫
C.发病高峰在7~9月份
D.主要通过飞沫传播
E.病人是唯一的传染源

62.以下哪类病毒性肝炎不会引起肝硬化
A.戊型肝炎
B.丁型肝炎
C.丙型肝炎
D.乙型肝炎
E.甲型肝炎

63.缺铁性贫血患儿出现非造血系统表现的主要原因是
A.含铁酶活性降低
B.红细胞携氧减少
C.红细胞合成减少
D.肌红蛋白合成减少
E.血红蛋白合成减少

64.支气管哮喘的发生与气道的变态反应性炎症有关，参与此过程的细胞**不包括**
A.巨噬细胞
B.中性粒细胞
C.红细胞
D.嗜酸性粒细胞
E.肥大细胞

65.病人，男性，35岁。平素体健。淋雨后突发寒战、高热、咳嗽、咳铁锈色痰。X胸片示右肺中叶呈均一致的致密阴影，引发病人肺部病变最可能的病原体是
A.支原体
B.衣原体
C.真菌
D.细菌
E.病毒

66.病人，女性，33岁。妊娠33周，突感有较多液体自阴道流出，胎心70~80次/分，阴道检查有索条状物脱出宫颈2cm。其胎心异常的最可能原因是
A.脐绕颈
B.脐带先露
C.脐带脱垂
D.脐带打结
E.胎头受压

67.4个月婴儿，母乳喂养，家长述说婴儿除喂奶外，已加喂鱼肝油，菜水及米面糊，现应指导家长再添加的辅食为
A.馒头
B.饼干
C.碎肉
D.蛋黄
E.面条

68.28岁不孕症病人，夫妇双方检查：男方精液常规结果正常，女方连续测定基础体温呈单相型。该病人不孕的原因是

A.慢性输卵管炎
B.宫颈管狭窄
C.卵巢无排卵
D.同种免疫
E.自身免疫

69.某护士单独值班,突然3间病房的床铃同时响起,该护士应选择先去照护哪间病房的病人
A.最可能有紧急医疗需要的病人
B.与本院医生有关系的病人
C.有重要社会地位的病人
D.平时护患关系融洽的病人
E.距离护士站最近的病人

70.某医院准备设置综合性ICU,目前已配备了多功能检测仪、心电图机、呼吸机、除颤器及急救用具,还需要配置的基本检测治疗设备是
A.麻醉机
B.MRI机
C.CT机
D.B超机
E.血气分析仪

71.病人,男性,32岁。1周前左足底被铁钉刺伤,自行包扎,昨夜突感胸闷、紧缩感。晨起张口困难、抽搐,诊断为破伤风。该病人引发症状的直接原因是
A.破伤风杆菌的菌体蛋白作用
B.破伤风杆菌产生的外毒素作用
C.破伤风杆菌在体内迅速繁殖
D.病人免疫力低下
E.破伤风杆菌侵入机体

72.患儿,男,8岁。2周前患上呼吸道感染,近2日来颜面水肿,尿少,尿为浓茶色。诊断为急性肾小球肾炎。患儿感染的致病菌最可能是
A.粪链球菌
B.肺炎链球菌
C.草绿色链球菌
D.甲型链球菌
E.A组β型溶血性链球菌

73.新生儿病房为提高护理质量,设计了临床护理科研方案,需将住院的新生儿分为两个护理组分别进行不同的护理措施,其中实验组要采用不同于新生儿护理常规的护理方案。在方案开始执行前护士必须要做的是
A.因为新方法没有风险,不需告知患儿亲属
B.征得新生儿父母的同意并签知情同意书
C.向新生儿的父母说明情况并征得同意
D.向新生儿的父母说明情况
E.向护理部主任报告研究内容

74.病人,男性,72岁。1个月前因发热、咳痰、胸闷行抗感染治疗1周好转。今日因再次发热、气促、胸痛入院。查体:体温38.5℃,血压135/85mmHg,脉搏118次/分,呼吸25次/分,右侧呼吸音减弱,叩诊上部为鼓音,下部浊音。为明确诊断应进行的检查<u>不包括</u>
A.血液常规检查
B.胸部正位片
C.B超检查
D.胸腔穿刺
E.CT检查

75.病人,女性,48岁。2年来月经周期不规则,持续时间长,经量增加。咨询避孕措施,应指导其选用
A.短效口服避孕药
B.安全期避孕
C.宫内节育器
D.长效避孕针
E.阴茎套

76.已婚女性,月经规律,月经周期第26天取子宫内膜检查所见:腺体缩小,内膜水肿消失,螺旋小动脉痉挛性收缩,有坏死,内膜下血肿。该内膜为月经的
A.月经前期
B.分泌期
C.分泌早期
D.增生期
E.月经期

77.病人,男性,30岁。高热,右上腹痛3天,B型超声波检查提示肝脓肿,曾有胆囊炎病史,其感染来源最可能的是
A.急性胰腺炎
B.脓毒血症
C.右膈下脓肿
D.阑尾炎
E.胆道感染

78.病人,女性,30岁,有风湿性心脏病病史6年。护理检查:双颊紫红,口唇发绀,心尖部闻及舒张期隆隆样杂音。考虑该病人为
A.联合瓣膜病变
B.主动脉瓣关闭不全
C.主动脉瓣狭窄
D.二尖瓣关闭不全
E.二尖瓣狭窄

79.病人,男性,57岁。胃大部切除术后出现头晕、乏力。化验检查Hb80g/L,其贫血的原因是
A.铁需要量增加
B.铁吸收不良

C.铁利用障碍
D.铁损失过多
E.铁摄入不足

80.急性肾小球肾炎患儿,10岁。入院体检时测得上肢收缩压为125mmHg。该患儿血压较正常值升高
A.25mmHg
B.20mmHg
C.15mmHg
D.10mmHg
E.5mmHg

81.病人,男性,55岁。火灾事故中,大面积烧伤后1天入院,约占全身35%的面积为大小水疱,血压偏低。病人的主要病理生理改变是
A.感染
B.肝功能衰竭
C.肾衰竭
D.心功能衰竭
E.休克

82.病人,女性,27岁,近日感外阴痒,阴道分泌物增多就诊。妇科检查:白带呈豆渣样,阴道黏膜红肿并附有白膜。考虑感染的病原体是
A.淋病奈瑟菌
B.阴道毛滴虫
C.假丝酵母菌
D.苍白密螺旋体
E.支原体

83.28岁女士,已婚。口服避孕药进行避孕已2年,因工作忙当晚漏服,护士告知补服时间为性交后
A.24小时内
B.12小时内
C.9小时内
D.6小时内
E.3小时内

84.病人,男性,50岁。持续性剧烈腹痛2小时,伴恶心呕吐。触诊腹部有压痛、反跳痛和腹肌较紧张。病人有脉率增快、呼吸急促等表现,腹部立位平片显示膈下新月形阴影,该病人可能发生了
A.胰腺损伤
B.肝破裂
C.膀胱破裂
D.胃穿孔
E.脾破裂

85.病人,女性,15岁。月经来潮1年,周期不规则,2~3个月行经1次,经期8~10天,经量多,无经期疼痛,呈贫血貌,应首先考虑
A.卵巢肿瘤
B.子宫肌瘤
C.排卵性功血
D.无排卵性功血
E.子宫内膜炎

86.病人,男性,45岁。从事仓库管理员工作20年。双下肢内侧皮下静脉隆起、迂曲、呈团块状,足靴区色素沉着,诊断为原发性静脉曲张。其病因<u>不包括</u>
A.静脉瓣膜发育不良
B.工作环境寒冷
C.从事负重工作
D.静脉壁薄弱
E.长时间站立工作

87.患儿,女,3个月,因发热、惊厥1天入院,查体:克氏征、布氏征阳性。腰穿脑脊液外观透明,白细胞计数$50×10^6$/L,以淋巴细胞为主。潘氏试验(-),糖59.0mmol/L,氯化物120mmol/L,最可能的病因是
A.急性感染性多发性神经根炎
B.流行性乙型脑炎
C.化脓性脑膜炎
D.结核性脑膜炎
E.病毒性脑膜炎

88.病人,男性,58岁。因屏气用力提物而突发胸部剧烈疼痛,继而出现呼吸困难,诊断为自发性气胸,而自发性气胸常继发于
A.慢性阻塞性肺疾病
B.原发性支气管肺癌
C.肺炎球菌肺炎
D.支气管扩张症
E.支气管哮喘

二、以下提供若干组考题,每组考题共用A、B、C、D、E五个备选答案。请从中选择一个与问题关系最密切的答案,并在答题卡上将相应题号的相应字母所属的方框涂黑。某个备选答案可能被选择一次、多次或不被选择。

(89~90题共用备选答案)
A.迷走神经过度兴奋
B.交感神经过度兴奋
C.高铁血红蛋白在体内蓄积
D.碳氧血红蛋白在体内蓄积
E.胆碱酯酶活性受抑制

89.CO中毒的机制是
90.有机磷农药中毒的机制是

(91~92题共用备选答案)
A.阴茎悬垂部

B.尿道前列腺部
C.尿道膜部
D.尿道阴茎部
E.尿道球部

91.骑跨伤所致的尿道损伤多发生于
92.骨盆骨折所致的尿道损伤多发生于

(93~94题共用备选答案)
A.钾离子
B.蛋白质
C.尿素
D.肌酐
E.水

93.血液透析是利用弥散作用，使半透膜两侧两种不同浓度及性质的溶液发生物质交换。不能通过半透膜的物质是
94.人体尿液成分中的主要物质是

(95~96题共用备选答案)
A.预防感染
B.注意保暖
C.合理喂养
D.尽早输液、输血
E.合适的温、湿度

95.早产儿的护理措施中，**不正确**的是
96.足月新生儿的护理措施中，**不正确**的是

(97~98题共用备选答案)
A.36周末
B.28周末
C.20周末
D.16周末
E.8周末

97.胚胎发育初具人形的时间是妊娠
98.孕妇自觉胎动的时间最早在妊娠

(99~100题共用备选答案)
A.贲门黏膜撕裂症
B.消化性溃疡
C.胃癌
D.食管胃底静脉曲张
E.慢性胃炎

99.上消化道出血最常见的原因
100.肝硬化引起上消化大量出血最常见的原因

答案与解析

序号	1	2	3	4	5	6	7	8	9	10
答案	C	B	B	C	E	E	E	B	C	B
序号	11	12	13	14	15	16	17	18	19	20
答案	A	D	D	B	C	D	E	E	B	E
序号	21	22	23	24	25	26	27	28	29	30
答案	C	C	A	E	D	C	E	E	D	C
序号	31	32	33	34	35	36	37	38	39	40
答案	C	E	C	B	B	C	C	B	D	A
序号	41	42	43	44	45	46	47	48	49	50
答案	C	A	C	E	B	B	E	A	C	C
序号	51	52	53	54	55	56	57	58	59	60
答案	D	E	D	C	E	E	B	C	E	D
序号	61	62	63	64	65	66	67	68	69	70
答案	C	E	A	C	D	C	D	C	A	E
序号	71	72	73	74	75	76	77	78	79	80
答案	B	E	B	C	E	E	E	E	B	A
序号	81	82	83	84	85	86	87	88	89	90
答案	E	C	B	D	D	B	E	A	D	E
序号	91	92	93	94	95	96	97	98	99	100
答案	E	C	B	E	D	D	E	D	B	D

1.解析：术前用药主要包括镇静催眠药、镇痛药、抗胆碱能药和抗组胺药。
2.解析：选项B为慢性心功能不全的病因，其余四个选项均为诱因。
3.解析：在应激早期，肝糖原分解增强，合成没有增加，机体出现高血糖。
4.解析：空肠回肠的静脉血分别经肠系膜上下静脉最终汇入门静脉。
5.解析：新生儿窒息时，应迅速遵循ABCDE的顺序进行复苏，A（airways）即为清理呼吸道。因此新生儿窒息时首要的步骤是清理呼吸道。
6.解析：泌尿系统本身或者以外的一些病变都能引起泌尿系管腔的梗阻，良性前列腺增生是最常见的原因。
7.解析：直肠肛管周围脓肿是直肠下段或肛管周围软组织内或其周围间隙发生的急性化脓性感染，并形成脓肿。
8.解析：新生儿期是指自出生后脐带结扎起至生后满28天。
9.解析：幽门螺杆菌（Hp）感染是慢性胃炎的重要发病原因。
10.解析：婴儿期是指出生后到满1周岁之前。
11.解析：效用原则强调行为实际效果价值的普遍性。

12.解析：原发性肝癌合并肝硬化者占50%~90%，病理检查发现肝癌合并肝硬化多为乙型肝炎后的大结节性肝硬化。

13.解析：第4~7肋骨长而薄，最易折断。

14.解析：胰腺炎是胰腺因胰蛋白酶的自身消化作用而引起的化学性炎症。

15.解析：产后出血指胎儿娩出后24小时内失血量超过500ml，是分娩期的严重并发症，居我国产妇死亡原因的首位。

16.解析：绞窄性肠梗阻指肠梗阻并伴有肠壁血运障碍者，可因肠系膜血管受压、血栓形成栓塞等引起。肠扭转是一段肠管甚至全部小肠及其系膜沿系膜轴扭转360°~720°，既有肠管的梗阻，更有肠系膜血液循环受阻。

17.解析：胰头癌最主要的临床特点是进行性黄疸。

18.解析：多器官功能障碍综合征（MODS）是系统性炎症反应综合征（SIRS）进一步发展的严重阶段，指机体在遭受急性严重感染、严重创伤、大面积烧伤等突然打击后，同时或先后出现2个或2个以上器官功能障碍，以至在无干预治疗的情况下不能维持内环境稳定的综合征。肺为这一病理生理过程中最易受累的器官，表现为急性呼吸窘迫综合征（ARDS）。

19.解析：类风湿关节炎是一种病因未明的慢性、以滑膜炎为基本病理改变的系统性疾病。

20.解析：咳嗽、咳痰是呼吸系统疾病最常见的症状。

21.解析：大咯血是指24小时内咯血量超过500ml。

22.解析：与原发性肝癌可能有关的因素包括：病毒性肝炎（乙型肝炎病毒）、肝硬化、黄曲霉菌、蓝绿藻污染水源等。

23.解析：急性上呼吸道感染主要由病毒引起。

24.解析：新生儿假月经指部分女婴在生后5~7日，可见阴道流出少量的血液，持续1周后停止。因母体雌激素在孕期进入胎儿体内，出生后突然消失引起，一般不必处理。

25.解析：针对上述病人投诉夜间护士不查房的情况，护士应及时与病人进行沟通，告知科室的做法是：病情轻微的病人，为保证其睡眠质量，夜间查房采用窗口查看方式。该病人因不适应病房环境而常失眠，护士应针对病人失眠问题提出解决方法，改善病人的睡眠质量，促进良好护患关系的建立。

26.解析：疱疹性咽峡炎由柯萨奇病毒A组引起，好发于夏秋季，不累及牙龈和颊黏膜，淋巴结不肿大。

27.解析：引起慢性风湿性心脏瓣膜病的病原体是溶血性链球菌。

28.解析：各类休克的共同病理生理基础是有效循环血量锐减和组织灌注不足及由此导致的微循环、代谢改变和内脏器官继发性损伤等。

29.解析：20%的甘露醇250ml，应在30分钟内快速静脉滴注，每日2~4次，静注后10~20分钟颅内压开始下降，维持4~6小时，可重复使用。20%的甘露醇为大分子物质，容易结晶，如果结晶，在使用前应溶解。

30.解析：护士的任务包括促进健康、维持健康、恢复健康和减轻痛苦。

31.解析：股疝是疝囊通过股环、经股管向股部卵圆窝突出形成的疝。多见于40岁以上妇女。女性骨盆较宽大、联合肌腱和腔隙韧带较薄弱，致股管上口宽大松弛而易发病。

32.解析：支气管扩张病人咳大量脓痰，痰液静置后分三层，上层为泡沫状黏液，中层为浆液，下层为脓性液及细胞碎屑沉渣。

33.解析：肺癌综合治疗中，以手术为主，结合放射、化学药物、中医中药以及免疫治疗等方法。

34.解析：原发性肝癌的并发症主要包括上消化道出血、肝性脑病、癌结节破裂出血、继发感染和癌旁综合征，不包括急性胰腺炎。

35.解析：1岁时小儿头围胸围几乎相等，约为46cm。

36.解析：小儿前囟出生时1.0~2.0cm，1~1岁半时闭合。前囟闭合过早见于头小畸形，闭合过晚见于佝偻病、甲状腺功能减退和脑积水等。

37.解析：Graves病又称为弥漫性毒性甲状腺肿。

38.解析：氧分压不能直接调节体液分布。

39.解析：营养疗法的适应证包括：近期体重下降超过正常值的10%，血清清蛋白小于30g/L，连续7日以上不能正常进食者。

40.解析：胎儿身体纵轴与母体身体纵轴平行者，占妊娠足月分娩总数的99.75%。

41.解析：血容量于分娩后2~6周可恢复至未孕状态。

42.解析：溃疡性结肠炎以腹泻为主，排出含有脓血和黏液的粪便，常伴有结肠阵发性痉挛性疼痛，并有里急后重，排便后可获缓解。症状与菌痢相似。

43.解析：视盘水肿是颅内压增高最重要的客观体征。

44.解析：高血压脑病是指当血压突然升高超过脑血流自动调节的阈值时，脑血管痉挛，造成脑供血不足出现脑水肿和颅内压增高，病人出现暂时性脑循环功能障碍。

45.解析：高血压时，主动脉内压力升高，左心室射血阻力大，导致左心室后负荷增加。

46.解析：消化道出血不是肾衰竭伴发心力衰竭的原因。

47.解析：ITP引起血小板减少的因素主要是免疫因素及肝脾因素，与营养不良无关。

48.解析：成人颅内压的正常值是70~200mmH$_2$O，当颅内压增高超过200mmH$_2$O时即为颅内压增高。

49.解析：小儿高热惊厥最常见的病因是颅外感染，特别是上呼吸道感染引起的高热惊厥。

50.解析：心绞痛特点为前胸阵发性、压榨性疼痛，可伴有其他症状，疼痛主要位于胸骨后部。可放射至心前区与左上肢，劳动或情绪激动时常发生，每次发作持续3~5分钟，很少超过15分钟。

51.解析：急性骨髓炎多见于10岁以下儿童，病变多发生在长骨干骺端。由于起病急，病人多有寒战、高热，患肢有持续性疼痛和压痛。术后闭式灌洗引流时，前12~24小时内应快速滴入，以后减慢至50~60滴/分，逐渐减慢，直至引流液澄清。

52.解析：绒毛膜癌最常见的转移部位是肺。

53.解析：频发室性期前收缩是指至少每分钟超过5个。

54.解析：大阴唇有很厚的皮下脂肪层，内含丰富血管、淋巴管和神经，当局部发生损伤时易发生出血，易形成大阴唇血肿。

55.解析：染色体异常为早期流产最主要的原因。

56.解析：青春期功能失调性子宫出血多为无排卵型，处理原则为止血、纠正贫血、调整月经周期并防治感染。

57.解析：甲状腺肿块表面光滑、质软，随吞咽上下活动。

58.解析：肠内营养主要适用于不能经口进食或拒绝进食的患者。例如昏迷、口腔疾患，某些手术后、肿瘤、张口困难、病情危重者等。

59.解析：小儿腹泻的主要致病菌是致病性大肠埃希菌和轮状病毒，夏季腹泻以致病性大肠埃希菌为主，秋季腹泻以轮状病毒为主。

60.解析：乳房大部分淋巴液经胸大肌外侧缘淋巴管流至腋窝淋巴结，再流向锁骨下淋巴结。

61.解析：麻疹全年均可发病，以冬、春两季为主，发病高峰在2~5月份。

62.解析：甲型肝炎一般不引起肝硬化。

63.解析：含铁酶与机体的生物氧化、组织呼吸、神经介质分解与合成有关，故缺铁时可造成细胞功能紊乱，产生非造血系统的症状。

64.解析：支气管哮喘是由多种炎症介质细胞，如嗜酸性粒细胞、肥大细胞、T淋巴细胞、中性粒细胞、气道上皮细胞等和细胞组分参与的气道慢性炎症性疾病，不包括红细胞。

65.解析：病人起病急骤，寒战高热，咳铁锈色痰，提示可能由肺炎链球菌引起的肺炎链球菌肺炎。

66.解析：妊娠33周突然出现较多液体自阴道流出，胎心70~80次/分，考虑为脐带脱垂造成胎儿宫内缺氧出现胎心异常。

67.解析：4个月以上的婴儿可添加泥状食物，如蛋黄、菜泥、水果泥。

68.解析：女方连续测定基础体温呈单相型提示卵巢无排卵。

69.解析：某护士单独值班，突然3间病房的床铃同时响起，该护士应先去照护有紧急医疗需要的病人，以免耽误危重病人的病情。

70.解析：ICU基本检测治疗设备包括多功能检测仪、心排血量测定仪、有创动静脉测压装置、脉搏血氧饱和度仪、呼气末CO$_2$测定仪、血气分析仪、呼吸机、氧治疗用具、心电图机、除颤器、输液泵、注射泵及各种急救用具等。

71.解析：破伤风杆菌迅速繁殖并产生大量外毒素，即痉挛毒素与溶血毒素，是导致病人出现抽搐的直接原因。

72.解析：急性肾小球肾炎最常见的致病菌是A组β-溶血性链球菌感染。

73.解析：护士在患儿身上开展临床护理科研，应首先征求患儿父母同意并签署知情同意书。

74.解析：根据病人的病情，初步判断为肺部感染，因此不需要进行B超检查。

75.解析：病人出现月经紊乱，应选用阴茎套避孕。

76.解析：月经期主要的病理改变是螺旋小动脉收缩、痉挛，内膜缺血、坏死，月经来潮。

77.解析：细菌性肝脓肿最主要的感染途径是胆道感染。

78.解析：双颊紫红，口唇发绀，心尖部闻及舒张期隆隆样杂音，符合二尖瓣狭窄的症状和体征。

79.解析：胃大部切除术后影响铁的吸收导致贫血。

80.解析：2岁以后小儿收缩压计算公式为［年龄（岁）×2］+80mmHg，10岁小儿的正常血压应为100mmHg。患儿实际血压为125mmHg，因此比正常血压高了25mmHg。

81. 解析：烧伤病人早期由于毛细血管破坏，体液大量渗出，病人出现血压偏低发生了低血容量性休克。
82. 解析：豆渣样白带是假丝酵母菌感染的典型白带特点。
83. 解析：口服短效避孕药如漏服应在12小时内，于次晨补服一片。
84. 解析：根据症状及特征性体征：腹部平片膈下新月形阴影可判断该病人发生了消化道穿孔。
85. 解析：月经周期不规则，出血量多，病人处于青春期，是无排卵性功血的主要症状特点。
86. 解析：本题考查原发性静脉曲张的病因，除选项B外，其他均为原发性静脉曲张的病因。
87. 解析：根据症状及脑脊液检查：外观透明，白细胞增高，氯化物正常，可判断该患儿患病毒性脑膜炎。
88. 解析：自发性气胸常继发于慢性阻塞性肺疾病。
89. 解析：一氧化碳经呼吸道吸入引起中毒。中毒机制是一氧化碳极易与血红蛋白结合，形成碳氧血红蛋白，使血红蛋白丧失携氧能力，造成组织缺氧。
90. 解析：有机磷毒物进入体内后迅速与体内的胆碱酯酶结合，使胆碱酯酶丧失了水解乙酰胆碱的功能，导致胆碱能神经递质大量积聚，作用于胆碱受体，产生严重的神经功能紊乱，特别是呼吸功能障碍。
91. 解析：骑跨伤多引起尿道球部损伤。
92. 解析：骨盆骨折多引起尿道膜部损伤。
93. 解析：蛋白质是大分子物质，不能通过半透膜。
94. 解析：人体尿液成分中水占97%。
95. 解析：无论是足月儿还是早产儿，均应在需要的时候才进行输血、输液。
96. 解析：无论是足月儿还是早产儿，均应在需要的时候才进行输血、输液。
97. 解析：妊娠8周末超声显像可见心脏形成并有搏动。
98. 解析：妊娠16周末部分孕妇自觉有胎动。
99. 解析：上消化道出血最常见的病因是消化性溃疡。
100. 解析：肝硬化者形成食管胃底静脉曲张时，可因食管胃底曲张静脉破裂引起上消化道出血。

护考应急包

2025
护理学（师）
单科一次过

基础知识 全真模拟试卷与解析

全真模拟试卷（七）

全国卫生专业技术资格考试研究专家组 编写

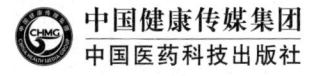

中国健康传媒集团
中国医药科技出版社

内 容 提 要

本书根据最新考试大纲要求,通过分析历年考试真题,并在研究命题规律的基础上精心编写而成。供考生进行模拟自测,梳理对知识点的掌握程度,顺利通关考试。本套试卷分为试题和答案及解析两大部分,以便学生自测后核对答案更加方便。试卷中题型、题量及题目难易程度与考试真题保持高度一致,考生根据自己未通过的科目选择相应的试卷即可。

图书在版编目(CIP)数据

2025护理学(师)单科一次过全真模拟试卷与解析.基础知识/全国卫生专业技术资格考试研究专家组编写.
北京:中国医药科技出版社,2024.9.(2025.2重印)--(护考应急包).-- ISBN 978-7-5214-4790-3

Ⅰ.R47-44
中国国家版本馆CIP数据核字第2024SU2522号

美术编辑	陈君杞
版式设计	南博文化
出版	中国健康传媒集团 | 中国医药科技出版社
地址	北京市海淀区文慧园北路甲22号
邮编	100082
电话	发行:010-62227427 邮购:010-62236938
网址	www.cmstp.com
规格	889×1194mm 1/16
印张	8
字数	298千字
版次	2024年9月第1版
印次	2025年2月第2次印刷
印刷	北京金康利印刷有限公司
经销	全国各地新华书店
书号	ISBN 978-7-5214-4790-3
定价	25.00元

版权所有　盗版必究
举报电话:010-62228771
本社图书如存在印装质量问题请与本社联系调换

获取新书信息、投稿、为图书纠错,请扫码联系我们。

试题部分

一、以下每一道题下面有A、B、C、D、E五个备选答案，请从中选择一个最佳答案，并在答题卡上将相应题号的相应字母所属的方框涂黑。

1.基础护理的基本医德要求是
　A.积极主动，善于学习
　B.热情周到，提供服务
　C.遵章守纪，严于律己
　D.及时准确，执行医嘱
　E.善于开拓，不断进取

2.护理道德监督的方式**不包括**
　A.舆论监督
　B.制度监督
　C.传统习俗
　D.社会监督
　E.自我监督

3.导致肺癌发生最重要的危险因素是
　A.电离辐射
　B.食物中毒
　C.汽车尾气
　D.吸烟
　E.遗传因素

4.与消化性溃疡有关的病原菌是
　A.衣原体
　B.肺炎球菌
　C.病毒
　D.支原体
　E.幽门螺杆菌

5.排卵多发生在下次月经来临前
　A.8日左右
　B.11日左右
　C.14日左右
　D.17日左右
　E.20日左右

6.与慢性肾衰竭临床表现有关的原因是
　A.血糖过多
　B.代谢产物潴留
　C.脂肪过多
　D.血清锌过多
　E.血清铁过多

7.异位妊娠发生的部位最常见于
　A.宫颈
　B.残角子宫
　C.腹腔
　D.卵巢
　E.输卵管

8.一氧化碳（CO）中毒的主要机制是
　A.CO破坏血红蛋白结构
　B.CO与血红蛋白结合形成不能携带氧气的COHb
　C.CO破坏血红蛋白结构
　D.CO引起血液凝固性发生改变
　E.CO对脑细胞造成不可逆损伤

9.新生儿特殊生理状态**不包括**
　A.生理性黄疸
　B.新生儿假月经
　C.生理性体重下降
　D.生理性乳腺肿大
　E.新生儿体温降低

10.婴幼儿尿路感染最主要的感染途径是
　A.血源感染
　B.上行感染
　C.淋巴感染
　D.直接感染
　E.邻近器官蔓延

11.慢性肾衰竭病人贫血的最主要的原因是
　A.铁缺乏
　B.促红细胞生成素缺乏
　C.叶酸缺乏
　D.营养不良
　E.消化道出血

12.心脏冲动的起源部位是
　A.房室结
　B.窦房结
　C.浦肯野纤维
　D.心室
　E.心房

13.颅内压增高病人死亡的主要原因是
　A.窒息
　B.猝倒

C.脑疝
D.呼吸衰竭
E.循环衰竭

14.肺癌发生的主要病因是
A.空气污染
B.电离辐射
C.呼吸道感染
D.营养不良
E.长期吸烟

15.1型糖尿病发病的机制是
A.老年人肾小球排糖减少
B.吃糖过多，短期内无法排出
C.胰岛素绝对分泌不足
D.肝糖原快速释放
E.老年人肾小管重吸收糖多

16.急性上呼吸道感染最常见的病因是
A.病毒
B.细菌
C.衣原体
D.真菌
E.支原体

17.癫痫大发作时护理措施**错误**的是
A.扶持病人卧倒
B.解开病人的衣领、衣扣和腰带
C.在病人上下臼齿间放压舌板
D.将病人的头部侧向一边
E.按压抽搐肢体

18.胆汁的主要成分**不包括**
A.淀粉酶
B.胆固醇
C.胆汁酸盐
D.磷脂酰胆碱
E.胆色素

19.《大医精诚》云"见彼苦恼，若己有之，一心赴救，无作功夫形迹之心"体现的是
A.生命至上原则
B.知情同意原则
C.最优化原则
D.医疗保密原则
E.双重效益原则

20.Graves病最主要的病因是
A.遗传因素
B.应激因素
C.自身免疫
D.病毒感染
E.环境因素

21.以眩晕为主要症状的颈椎病属于
A.复合型
B.交感神经型
C.脊髓型
D.神经根型
E.椎动脉型

22.正常妊娠13周以后孕妇体重平均每周增加
A.250g
B.350g
C.450g
D.550g
E.650g

23.急性乳腺炎多发生于
A.产后哺乳的经产妇
B.产后哺乳的初产妇
C.任何哺乳期的妇女
D.青年产妇
E.乳房较大的妇女

24.小儿生长发育的顺序规律为
A.由远到近
B.由下到上
C.由细到粗
D.由低级到高级
E.由复杂到简单

25.为防止诱发疾病，系统性红斑狼疮病人应避免的是
A.寒冷
B.精神刺激
C.过度疲劳
D.阳光照射
E.缺乏营养

26.引起风湿性心瓣膜病的细菌是
A.大肠埃希菌
B.A族乙型溶血性链球菌
C.肺炎链球菌
D.葡萄球菌
E.流感嗜血杆菌

27.产后出血是指经阴道分娩者胎儿娩出后24小时内阴道出血量超过
A.300ml
B.400ml
C.500ml
D.600ml

E.700ml

28.乳房淋巴液输出的最主要途径是
A.经肋间淋巴管→胸骨旁淋巴结
B.经胸大肌外侧缘淋巴管→腋窝淋巴结
C.经胸大、小肌间淋巴结→锁骨下淋巴结
D.经皮下交通淋巴管→对侧
E.经深部淋巴网→肝脏

29.再生障碍性贫血属于
A.红细胞疾病
B.粒细胞疾病
C.淋巴细胞和浆细胞疾病
D.造血干细胞疾病
E.出血性及血栓性疾病

30.不符合心绞痛特点的是
A.疼痛位于胸骨体中段或上段之后
B.疼痛可伴有濒死感
C.疼痛多数持续在15分钟以上
D.休息可缓解疼痛
E.常有诱发因素

31.护理人员能够在医疗机构执业的基本条件是
A.持有护理院校毕业证
B.通过护士执业资格考试
C.经过卫生行政部门注册
D.通过医疗机构考核面试
E.经过医疗机构系统培训

32.急性脓胸多为继发性感染，最主要的原发病灶来自
A.支气管
B.肺部
C.胸腔
D.纵隔
E.食管

33.新生儿硬肿症最先出现的硬肿部位是
A.面颊部
B.上肢
C.躯干
D.小腿
E.臀部

34.正常脐带中应含有
A.一条静脉，两条动脉
B.一条静脉，一条动脉
C.两条静脉，一条动脉
D.两条静脉，两条动脉
E.两条静脉，三条动脉

35.继发性闭经是指月经初潮后，因某种病理性原因停经在
A.6个月以上
B.5个月以上
C.4个月以上
D.3个月以上
E.2个月以上

36.痰呈黄色提示肺部感染的病原菌是
A.肺炎杆菌
B.军团菌
C.铜绿假单胞菌
D.葡萄球菌
E.厌氧菌

37.最能反映小儿体格生长，尤其是营养状况的指标是
A.身长
B.头围
C.体重
D.胸围
E.皮下脂肪

38.孕妇血容量增加的最高峰在
A.孕20~22周
B.孕23~25周
C.孕26~28周
D.孕29~31周
E.孕32~34周

39.不符合慢性肾炎病人肾功能状况的描述是
A.呈慢性进行性损害
B.感染、劳累可使肾功能急剧恶化
C.高血压对肾功能有影响
D.一些药物可加重肾功能损害
E.肾功能损害是不可逆的

40.慢性心功能不全的诱因不包括
A.感染
B.心肌炎
C.分娩
D.中重度贫血
E.气候急剧恶化

41.脑出血最常见的部位是
A.脑桥
B.脑干
C.大脑半球
D.内囊
E.小脑

42.肛裂的好发部位是

A.前正中线
B.后正中线
C.左侧
D.右侧
E.任何部位

43.肾盂肾炎最常见的致病菌是
A.变形杆菌
B.大肠埃希菌
C.葡萄球菌
D.厌氧菌
E.粪链球菌

44.属于构成骨髓微环境的细胞是
A.浆细胞
B.巨核细胞
C.巨噬细胞
D.单核细胞
E.造血干细胞

45.引发原发性肝癌的原因**不包括**
A.乙型病毒性肝炎
B.肝硬化
C.饮食中含多量粗纤维
D.长期饮用蓝绿藻污染水
E.黄曲霉菌

46.门静脉与腔静脉之间的交通支**不包括**
A.胃脾静脉
B.前腹壁交通支
C.腹膜后交通支
D.胃底、食管下段交通支
E.直肠下端、肛管交通支

47.育龄健康妇女服用短效口服避孕药物的副反应**不包括**
A.类早孕反应
B.月经改变
C.体重增加
D.色素沉着
E.腰酸、腹胀

48.左向右分流型先天性心脏病最易并发
A.脑脓肿
B.肺炎
C.体格发育障碍
D.脑血栓形成
E.亚急性细菌性心内膜炎

49.系统性红斑狼疮属于
A.自身免疫性疾病
B.变态反应性疾病

C.细菌感染性疾病
D.病毒感染性疾病
E.支原体感染性疾病

50.直腿抬高试验阳性时，病人下肢抬高的度数是在
A.60°以内
B.65°以内
C.70°以内
D.75°以内
E.80°以内

51.休克时反映器官血流量灌注最重要的指标是
A.神志
B.血压
C.脉率
D.尿量
E.肢体温度

52.临床死亡期限一般认为是
A.2~3分钟
B.4~6分钟
C.6~8分钟
D.8~10分钟
E.10~15分钟

53.胃癌最主要的转移途径是
A.直接蔓延
B.淋巴转移
C.血行转移
D.腹腔内种植
E.盆腔内种植

54.空肠回肠的静脉血最终汇入
A.下腔静脉
B.肠系膜上静脉
C.门静脉
D.肠系膜下静脉
E.髂内静脉

55."医乃至精至微之事"，医疗卫生职业的内在要求是
A.严谨求实，精益求精
B.廉洁自律，恪守医德
C.爱岗敬业，团结协作
D.优质服务，医患和谐
E.乐于奉献，热心公益

56.与乳腺癌发生有直接关系的激素是
A.己烯雌酚
B.绒毛膜促性腺激素
C.促肾上腺皮质激素
D.雌酮

E.肾上腺皮质激素

57.提示哮喘病人病情严重的情况是
A.大汗淋漓
B.张口呼吸
C.出现奇脉
D.发绀
E.哮鸣音减弱或消失

58.某护士在执行医嘱时,发现主治医生的处方有问题,该护士的正确做法是
A.继续执行医嘱
B.立刻告诉护士长
C.立刻告诉主治医生
D.立刻告诉病人
E.立刻告诉病人家属

59.患儿,男,8岁,诊断为原发性肺结核。经治疗后其病理转归最可能的是
A.吸收好转
B.产生空洞
C.血行播散
D.淋巴播散
E.病灶蔓延扩大

60.病人,男性,23岁,全身高度水肿4周。实验室检查:血浆清蛋白降低,血脂增高,尿蛋白(+++),尿红细胞(+),病人水肿最主要的原因是
A.继发性醛固酮增多
B.抗利尿激素减少
C.全身毛细血管扩张
D.肾小球滤过率下降
E.血浆胶体渗透压降低

61.病人,男性,56岁。患急性化脓性阑尾炎。行阑尾切除术后3天,腹胀,伴溢出性呕吐。检查:全腹均匀膨隆,肠鸣音减弱,考虑肠梗阻。其肠梗阻的类型是
A.绞窄性肠梗阻
B.血运性肠梗阻
C.痉挛性肠梗阻
D.麻痹性肠梗阻
E.机械性肠梗阻

62.患儿,男,2岁。因"发热、犬吠样咳嗽、声嘶1日,夜间症状较重"就诊。查体可见三凹征,吸气性喉鸣,咽部充血。最可能的诊断是
A.急性支气管炎
B.急性感染性喉炎
C.咽结合膜热
D.疱疹性咽峡炎
E.毛细支气管炎

63.病人,女性,34岁。1周来觉外阴瘙痒,有豆渣样白带。查体:阴道黏膜红肿,附有白色膜状物,易剥离。引起该病的病原体为
A.阴道毛滴虫
B.大肠埃希菌
C.苍白密螺旋体
D.白色假丝酵母菌
E.金黄色葡萄球菌

64.女婴,6天,其母换尿片时发现其阴道流出少量血性分泌物而向护士咨询,护士正确的解释是
A.细菌性阴道炎所致
B.真菌性阴道炎所致
C.阴道黏膜肿胀所致
D.阴道腺未成熟所致
E.出生后母体雌激素影响中断所致

65.病人,女性,23岁。生长在高原缺碘地区。一年前发现颈前部结节状肿物,现肿物变化不大,无任何不适。最可能的诊断是
A.甲状腺瘤
B.甲状腺癌
C.单纯性甲状腺肿
D.甲状腺功能亢进症
E.桥本甲状腺肿

66.新生儿,胎龄35周,出生体重2000g。该新生儿分类应属于
A.足月儿
B.足月小样儿
C.正常体重儿
D.低出生体重儿
E.极低出生体重儿

67.患儿,1.5岁,发热、流涕3天。今日外耳道流出少量脓性分泌物,考虑为中耳炎。其易患中耳炎的原因是
A.后鼻道狭窄
B.鼻腔相对较小
C.鼻窦口相对较大
D.咽鼓管宽、短、直
E.喉部较长,呈漏斗状

68.病人,男性,30岁。胸部以下大面积烧伤6小时入院,入院时CVP 4cmH$_2$O,BP 80/60mmHg,尿量20ml/h,四肢厥冷,呼吸急促,提示
A.血容量不足
B.心功能不全

C.肾功能不全
D.肺功能不全
E.输液量过多

69.患儿,8个月,11月中旬入院。其入院前2天出现发热、咳嗽,随后呕吐3次,大便呈黄色水样、10余次/天、黏液少、无腥臭。体检:T 39℃,精神萎靡,前囟及眼窝凹陷,哭泪少,皮肤弹性略差,咽稍充血,心肺检查无异常。大便检查(-)。引起腹泻的病原体最可能是
A.轮状病毒
B.铜绿假单胞菌
C.白色念珠菌
D.金黄色葡萄球菌
E.致病性大肠埃希菌

70.患儿,8个月。单纯母乳喂养。诊断为营养性巨幼细胞贫血,主要病因是
A.铁摄入不足
B.锌摄入不足
C.食物中缺少维生素C
D.维生素B_{12}及叶酸供给不足
E.葡萄糖-6-磷酸脱氢酶缺乏

71.初产妇,妊娠28周。近日自感头晕、头痛,产检时发现血压158/110mmHg,尿蛋白(+++),水肿(++),诊断为子痫前期重度。其基本的病理变化是
A.水肿
B.蛋白尿
C.高血压
D.全身小动脉痉挛
E.宫腔内张力过高

72.病人,男性,57岁。急性肾衰竭少尿期,出现呼吸困难、头痛、软瘫、腹胀,心电图示T波高尖、Q-T间期延长。应考虑
A.低钾血症
B.高钾血症
C.水中毒
D.尿中毒
E.酸中毒

73.病人,女性,40岁。因关节肿痛伴僵硬多年,诊断为类风湿关节炎。其发病相关因素是
A.遗传因素
B.感染因素
C.环境因素
D.化学物理因素
E.自身免疫因素

74.正常人全肝血流量每分钟约1500ml,其中门静脉血占
A.50%～70%
B.70%～75%
C.30%～50%
D.20%～30%
E.10%～20%

75.病人,男性,67岁,以慢性支气管炎并发慢性阻塞性肺气肿入院。于一阵干咳后突感左上胸剧烈刺痛,出现明显呼吸困难,不能平卧,听诊左肺呼吸音明显减弱。应考虑为
A.自发性气胸
B.急性心肌梗死
C.急性肺炎
D.渗出性胸膜炎
E.肺栓塞

76.患儿,男,7岁。3天前右中指被竹签刺伤,今诉手指疼痛。检查见右中指红肿明显,原刺伤部位中间发白,手指无法弯曲,患儿体温38℃。最可能的诊断是
A.蜂窝织炎
B.痈
C.疖
D.甲沟炎
E.指头炎

77.某孕妇,28岁,孕33周。触诊胎头在腹部右侧,胎臀在腹部左侧,胎心在脐周听到。胎先露为
A.枕先露
B.肩先露
C.面先露
D.足先露
E.臀先露

78.病人,男性,52岁。因"胸痛、痰中带血1个月"入院。X线检查示右肺上叶有一不规则肿块,为明确诊断最可靠的检查是
A.CT检查
B.磁共振检查
C.痰细胞学检查
D.癌相关抗原检查
E.纤维支气管镜检查

79.某孕妇,34岁。孕29周,G_1P_0"胎动感觉不清"1周入院。经人工破膜及催产素点滴娩出一死婴后即开始出现大量阴道出血,经人工剥离胎盘及使用宫缩剂后仍无效果,出血不止,无血凝块。其出血原因可能是
A.软产道损伤
B.胎盘残留
C.产后宫缩乏力

D.子宫腔内感染
E.凝血功能障碍

80.病人，男性，30岁。胸部损伤，多根肋骨多处骨折，出现反常呼吸，其原因为
A.疼痛
B.胸壁软化
C.肋间神经损伤
D.气胸
E.血胸

81.病人，男性，25岁。颅脑外伤手术后转入ICU。心电监护仪突现心电机械分离心电图，应立即进行
A.气管插管
B.体外电除颤
C.人工呼吸
D.胸外按压
E.鼻导管吸纯氧

82.病人，女性，26岁。头部撞伤疼痛15小时。神志清，眼睑青紫，眼结膜下出血，嗅觉丧失，有淡红色液体从鼻腔流出。最可能的诊断是
A.眼外伤
B.颅前窝骨折
C.颅中窝骨折
D.颅后窝骨折
E.面部软组织损伤

83.病人，女性，51岁。尿频2月余，近日出现尿频加重，伴尿急、尿痛。有米汤样尿液和血尿史。曾应用抗生素治疗无好转。尿液检查：尿呈酸性，伴有脓细胞；连查3次晨尿结核菌均为阳性。X线示左肾钙化；逆行肾盂造影示左肾盏、肾盂不规则扩大、变形，有空洞形成。左侧肾脏无异常。口服抗结核药物3周后，经充分术前准备行左肾切除术。术后护理错误的是
A.继续口服抗结核药物1个月
B.卧床7~14天后，减少活动
C.连续3天准确记录24小时尿量
D.观察第一次排尿的时间、尿量及颜色
E.保持引流通畅，观察引流液的性质及量

84.病人，男性，45岁。因车祸致脾破裂入院。病人烦躁不安，皮肤苍白，四肢湿冷，查体：血压60/30mmHg，脉搏126次/分，紧急建立静脉通路。输液应首选
A.0.9%生理盐水
B.5%葡萄糖溶液
C.5%碳酸氢钠溶液
D.平衡盐溶液
E.5%葡萄糖盐水溶液

二、以下提供若干个案例，每个案例下设若干个考题。请根据各考题题干所提供的信息，在每题下面的A、B、C、D、E五个备选答案中选择一个最佳答案，并在答题卡上将相应字母所属的方框涂黑。

(85~86题共用备选答案)
A.大脑
B.肝脏
C.肾脏
D.脾脏
E.肺脏
85.一氧化碳中毒最先受损的部位是
86.系统性红斑狼疮最常受损的部位是

(87~88题共用备选答案)
A.儿童期
B.青春期
C.性成熟期
D.围绝经期
E.老年期
87.36岁女性属于
88.50岁女性属于

(89~90题共用备选答案)
A.基础体温测定
B.卵巢活检
C.阴道脱落细胞检查
D.子宫内膜诊刮
E.宫颈黏液检查
89.常用于闭经的辅助检查不包括
90.对功血病人具有诊断和治疗双重作用的措施是

(91~92题共用备选答案)
A.痉挛型
B.混合型
C.共济失调型
D.手足徐动型
E.肌张力低下型
91.锥体系受损引起的脑瘫为
92.小脑受累引起的脑瘫为

(93~94题共用备选答案)
A.衔接
B.下降
C.俯屈
D.内旋转
E.复位
93.能使枕额径变为枕下前囟径的动作是
94.使胎头的矢状缝和中骨盆及出口前后径一致的动作是

（95~96题共用备选答案）
A.硫糖铝
B.氢氧化铝
C.西咪替丁
D.雷尼替丁
E.奥美拉唑

95.目前认为最强的胃酸分泌抑制剂是
96.属于保护胃黏膜的药物是

（97~98题共用备选答案）
A.自体移植
B.异种移植
C.同种异体移植
D.同质移植
E.异位移植

97.同卵双生同胞之间的器官移植属于
98.人与人之间的器官移植属于

（99~100题共用备选答案）
A. A期
B. B期
C. C_1期
D. C_2期
E. D期

99.大肠癌癌肿已穿透肠壁但无淋巴结转移，在Dukes分期中属于
100.大肠癌癌肿已穿透肠壁，肠系膜根部淋巴结肿大，在Dukes分期中属于

答案与解析

序号	1	2	3	4	5	6	7	8	9	10
答案	D	C	D	E	C	B	E	B	E	B
序号	11	12	13	14	15	16	17	18	19	20
答案	B	B	C	E	C	A	E	A	A	C
序号	21	22	23	24	25	26	27	28	29	30
答案	E	B	B	D	D	B	C	B	D	C
序号	31	32	33	34	35	36	37	38	39	40
答案	C	B	D	A	A	D	C	E	E	B
序号	41	42	43	44	45	46	47	48	49	50
答案	D	B	B	C	C	A	E	B	A	A
序号	51	52	53	54	55	56	57	58	59	60
答案	D	B	B	C	A	D	E	C	A	E
序号	61	62	63	64	65	66	67	68	69	70
答案	D	B	D	E	C	D	D	A	A	D
序号	71	72	73	74	75	76	77	78	79	80
答案	D	B	E	B	A	E	B	E	E	B
序号	81	82	83	84	85	86	87	88	89	90
答案	D	B	A	D	A	D	C	C	D	D
序号	91	92	93	94	95	96	97	98	99	100
答案	A	C	C	D	E	A	D	C	B	D

1.解析：1988年，我国原卫生部制定的《医务人员医德规范及实施办法》，共七条，规定了基础护理的基本道德要求是及时准确地执行医嘱。

2.解析：护理道德监督的方式包括舆论监督、社会监督、制度监督和自我监督。

3.解析：导致肺癌发生的因素有吸烟、职业因素、空气污染、电离辐射、饮食与营养及其他遗传因素等，其中吸烟为最重要的危险因素，因纸烟中含有多种致癌物质，吸烟可使支气管上皮细胞纤毛脱落、上皮细胞增生、鳞状上皮化生、核异性变等病理改变。

4.解析：幽门螺杆菌感染为消化性溃疡的重要发病原因。

5.解析：排卵多发生在下次月经来临前14日左右。

6.解析：慢性肾衰竭时肾的结构和功能被破坏，肾小球滤过率下降，体内代谢产物潴留，引起全身各系统症状。

7. 解析：在异位妊娠中输卵管妊娠最为常见。

8. 解析：一氧化碳（CO）中毒的主要机制是CO与血红蛋白结合形成不能携带氧气的COHb，且解离速度慢。

9. 解析：新生儿特殊的生理状态包括：生理性体重下降、生理性黄疸、生理性乳腺肿大、假月经、口腔内改变（马牙、上皮珠）。

10. 解析：上行感染是尿路感染最主要的感染途径。

11. 解析：慢性肾衰竭病人贫血，为正常色素性正细胞性贫血，主要是由于促红细胞生成素减少和破坏增加。

12. 解析：窦房结的自动节律最高，是心脏冲动的起源。

13. 解析：当颅内压增高到一定程度时，一部分脑组织通过生理性孔隙，从高压区向低压区移位形成脑疝。脑疝是颅内压增高病人死亡的主要原因。

14. 解析：肺癌的病因尚不完全明确，认为与下列因素有关：长期大量吸烟、某些化学和放射性物质的致癌作用。其中长期大量吸烟为主要病因。

15. 解析：1型糖尿病主要由免疫因素引起，造成胰岛素分泌绝对不足，治疗时首选胰岛素。

16. 解析：急性上呼吸道感染约有70%~80%由病毒引起。

17. 解析：癫痫大发作时不可按压病人抽搐的肢体，以免造成骨折或关节脱位。

18. 解析：胆汁由肝细胞分泌，97%是水，其他主要成分有胆汁酸盐、胆固醇、卵磷脂、胆色素、脂肪酸和无机盐等。

19. 解析："见彼苦恼，若己有之，一心赴救，无作功夫形迹之心"体现了生命至上的原则。

20. 解析：Graves病即弥漫性毒性甲状腺肿是一种自身免疫性疾病，自身免疫是其主要原因。

21. 解析：椎动脉型颈椎病主要表现为椎–基底动脉缺血症状，主要有颈性眩晕，即颈部活动尤其是仰头时引起眩晕，平衡障碍和共济失调，甚至猝倒。

22. 解析：孕妇体重于妊娠13周前无明显变化，以后平均每周增加350g，直至足月时体重平均增加12.5千克。

23. 解析：急性乳腺炎是乳腺的急性化脓性感染，好发于产后3~4周，病人多是产后哺乳的妇女，以初产妇多见。多为金黄色葡萄球菌感染。

24. 解析：小儿生长发育顺序的规律是：由近到远、由下到上、由粗到细、由低级到高级、由简单到复杂。

25. 解析：系统性红斑狼疮病人应避免在烈日下活动，必要时穿长袖衣裤，戴遮阳帽、打伞，禁忌日光浴；保持皮肤的清洁卫生，忌用碱性肥皂，避免化妆品及化学药品，防止刺激皮肤；忌染发、烫发、卷发。

26. 解析：A组乙型溶血性链球菌可引起风湿性心瓣膜病，最常受累的瓣膜是二尖瓣。

27. 解析：胎儿娩出后24小时内出血量超过500ml者为产后出血。

28. 解析：大部分乳房淋巴液经胸大肌外侧缘淋巴管流至腋窝淋巴结，再流向锁骨下淋巴结。

29. 解析：再生障碍性贫血是因化学、物理、生物及不明原因使骨髓造血功能衰竭、造血干细胞损伤，以外周全血细胞减少为特征的疾病。

30. 解析：心绞痛发作持续时间多在3~5分钟内，一般不超过15分钟。

31. 解析：护士执业考试合格即获得护士执业的基本资格，需由卫生行政机关进行护士执业注册后，才能成为具有法律意义上的护士，履行护士的义务，具有护士的权力。

32. 解析：急性脓胸多为继发性感染，最主要的原发病灶来自肺部，常见的致病菌为金黄色葡萄球菌。

33. 解析：新生儿硬肿症又称新生儿寒冷损伤综合征，亦称新生儿冷伤。硬肿发生的顺序为小腿–大腿外侧–下肢–臀部–面颊–上肢–全身。

34. 解析：正常脐带中有脐静脉一条，脐动脉两条。

35. 解析：以往曾建立正常月经，但以后因为某种病理性原因而月经停止6个月以上者，或按自身原来月经周期计算停经3个周期以上者称为继发性闭经。

36. 解析：痰呈黄色多见于金黄色葡萄球菌感染。

37. 解析：体重为各器官、组织及液体的总重量，是反映儿童体格生长，尤其是营养状况的最易取得的敏感指标，也是儿科临床计算药量、输液量等的重要依据。

38. 解析：循环血容量于妊娠6周起开始增加，至妊娠32~34周达到高峰，约增加30%~45%，平均约增加1500ml，维持此水平至分娩。

39. 解析：慢性肾炎病人呈慢性进行性损害，可因感染、劳累、血压升高或肾毒性药物而急剧恶化，去除诱因后肾功能可在一定程度上缓解。

40. 解析：选项B心肌炎为慢性心功能不全的病因，其余四个选项，感染、分娩（引起心肌后负荷增加）、贫血（血容量增加)、气候急剧恶化(易引起呼吸道感染)均为慢性心功能不全的诱因。

41.解析：脑出血为脑实质出血，可发生在大脑半球、脑干、小脑，以内囊出血最常见。

42.解析：肛裂是肛管皮肤的全层裂伤后所形成的慢性溃疡。常发生在肛管后正中线。

43.解析：肾盂肾炎的致病菌以大肠埃希菌最为常见，其次为副大肠埃希菌、变形杆菌、葡萄球菌等。

44.解析：骨髓微环境是最具特征性的"土壤"之一，是造血干细胞赖以生存的基础，由巨噬细胞、网状组织及微血管构成。

45.解析：原发性肝癌的病因有病毒性肝炎、肝硬化、黄曲霉毒素、嗜酒、饮水污染等，其中最常见的是病毒性肝炎。

46.解析：门静脉系统和腔静脉之间有4个交通支：胃底、食管下段交通支；直肠下端、肛管交通支；前腹壁交通支；腹膜后交通支。其中最有意义的是胃底、食管下段交通支。

47.解析：腰酸、腹胀是宫内节育器的最常见副作用。ABCD选项都属于短效口服避孕药的副作用。

48.解析：左向右分流型先天性心脏病肺循环量增多，肺淤血，最易并发肺炎。

49.解析：系统性红斑狼疮(SLE)是病变累及全身各个系统的特异性自身免疫性疾病。

50.解析：病人平卧，膝关节伸直，被动直腿抬高下肢，至60°以内即出现放射痛，称为直腿抬高试验阳性。

51.解析：尿量是反映肾血流灌注情况的指标，尿量恢复每小时40ml以上，提示休克已经纠正。

52.解析：临床死亡期表现为心跳、呼吸完全停止，瞳孔散大，各种反射消失，但各种组织细胞仍有微弱或短暂的代谢活动，此期一般持续4~6分钟，超过这个时限，大脑将发生不可逆的损害。

53.解析：淋巴转移是胃癌的主要转移途径，发生较早，晚期最常见的是肝转移，其他如肺、脑、肾、骨处。

54.解析：空肠和回肠血液供应来自肠系膜上动脉，静脉分布与动脉相似，最后汇入门静脉。

55.解析："医乃至精至微之事"所体现的医疗卫生职业的内在要求是严谨求实，精益求精。

56.解析：乳腺是多种内分泌激素的靶器官，其中雌酮与雌二醇与乳腺癌的发病有直接关系。

57.解析：非常严重的哮喘发作时，气道严重痉挛狭窄，哮鸣音可不出现，称为寂静胸。

58.解析：一般情况下，护理人员在执行医嘱时，应仔细检查无误后，及时准确地执行。如护理人员发现医嘱明显错误时，有权拒绝执行，并向医生提出质疑或申辩。

59.解析：原发性肺结核的病理转归：①吸收好转：钙化或硬结。此种转归最常见，是小儿结核病的特点之一。②病变进展：产生空洞、支气管淋巴结周围炎、支气管内膜结核和干酪性肺炎、结核性胸膜炎。③病变恶化：血行播散导致急性粟粒型肺结核或全身性急性粟粒型结核病。

60.解析：该病人大量蛋白尿、低蛋白血症、高脂血症、高度水肿，为肾病综合征。其水肿的主要原因是大量蛋白随尿排出，血浆清蛋白减少，血浆胶体渗透压下降。

61.解析：麻痹性肠梗阻见于急性弥漫性腹膜炎、腹部手术后、腹膜后血肿或感染等，肠壁本身无病变，是由于神经反射或毒素刺激引起肠壁肌功能紊乱导致肠内容物不能正常运行。其呕吐呈溢出性。由题干信息可判断为麻痹性肠梗阻。

62.解析：急性感染性喉炎的临床表现可有不同程度的发热、声音嘶哑、犬吠样咳嗽，吸气性喉鸣和三凹征。

63.解析：上述病人妇科检查白带呈豆腐渣样，阴道黏膜红肿并附有白膜，提示为外阴阴道假丝酵母菌病。外阴阴道假丝酵母菌病的病原体为白色假丝酵母菌。

64.解析：假月经是部分女婴在生后5~7日，可见阴道流出少量的血液，持续一周停止。是因为母体雌激素在孕期进入胎儿体内，出生后突然消失引起，一般不必处理。

65.解析：单纯性甲状腺肿是甲状腺功能正常的甲状腺肿，是由于缺碘致甲状腺肿物质或相关酶缺陷所致的代偿性甲状腺肿大，不伴有明显的甲状腺功能亢进或减退，故又称为非毒性甲状腺肿。生长在高原缺碘区的年轻女性，出现颈部结节状肿块，生长缓慢，无任何不适，首先考虑为单纯性甲状腺肿。

66.解析：正常体重出生体重在2500~4000g；低出生体重儿是指出生1小时内体重不足2500g的新生儿，常见于早产儿和小于胎龄儿，其中出生体重低于1500g者称极低出生体重儿。题干中新生儿体重2000g属于低出生体重儿。

67.解析：小儿咽鼓管较宽、短、直，呈水平位，故鼻咽炎易侵及中耳引起中耳炎。

68.解析：病人入院时，CVP偏低(CVP正常值6~12cmH$_2$O)，血压偏低，尿量少，提示血容量不足。

69.解析：轮状病毒肠炎秋、冬季流行，多见于6~24个月的婴幼儿，4岁以上少见，大便每日几次到几十次，量多，呈黄色水样或蛋花汤样，无腥臭味，常伴有脱水，酸中毒。题干中引起小儿腹泻的病原体最可能是轮状病毒。

70.解析：营养性巨幼细胞贫血主要原因是维生素B$_{12}$及叶酸供给不足。

71.解析：子痫前期重度基本病理生理变化是全身小动脉痉挛。

72.解析：急性肾衰竭少尿期主要表现有水钠潴溜、电解质紊乱（"三高三低"，即高钾、高磷、高镁、低钠、低钙、低氯血症，其中以高钾血症多见）、代谢性酸中毒、尿毒症、感染。根据病人的反应，瘫软、呼吸困难及心电图T波高尖、Q-T间期延长，可判断为高钾血症。

73.解析：类风湿关节炎是一种主要累及周围关节、以关节组织的慢性炎症性病变为主要表现的全身性自身免疫性疾病。

74.解析：肝脏血液供应丰富，25%~30%来自肝动脉，70%~75%来自门静脉。肝动脉压力大、含氧量高，供给肝脏所需氧量的40%~60%。门静脉汇集来自肠道的血液，供给肝脏营养。

75.解析：慢支并发慢性阻塞性肺气肿可并发呼吸衰竭、肺心病、自发性气胸。根据病人的症状干咳后突感左上胸剧烈刺痛，出现明显呼吸困难，不能平卧，听诊左肺呼吸音明显减弱，可考虑为自发性气胸。

76.解析：有中指外伤史，现检查见右中指红肿明显，手指无法弯曲，原刺伤部位中间发白，首先考虑为指头炎。目前应行切开减压和引流术。

77.解析：触诊胎头在腹部右侧，胎臀在腹部左侧，提示为横产式。横产式为肩先露。

78.解析：由题干可考虑病人为肺癌，确诊肺癌应该首选纤维支气管镜检查。

79.解析：产后出血的原因包括子宫收缩乏力、胎盘因素、软产道裂伤和凝血功能障碍。由题干中经人工剥离胎盘及使用缩宫素后仍无效果，可排除子宫收缩乏力和胎盘因素，因其出血不止，无血凝块，故可判断为凝血功能障碍。

80.解析：多根多处肋骨骨折使局部胸壁失去完整肋骨支撑而软化，出现反常呼吸运动，即吸气时软化区胸壁内陷，呼气时外突，又称为连枷胸。常伴有广泛肺挫伤，挫伤区域的肺间质或肺泡水肿导致氧弥散障碍，出现低氧血症。同时可以使伤侧肺受到塌陷胸壁的压迫，呼吸时两侧胸腔压力的不均衡造成纵隔扑动，影响肺通气，导致体内缺氧和二氧化碳的潴留，并影响静脉血液回流，严重时可发生呼吸和循环衰竭。

81.解析：心电监护仪显示心电机械分离，提示病人发生了心搏骤停，因此应首选胸外心脏按压。

82.解析：由题干判断病人脑外伤后出现"熊猫眼征（眼睑青紫，眼结膜下出血）"、脑脊液鼻漏及嗅觉丧失，首先考虑为颅前窝骨折。

83.解析：肾结核病人术后应继续抗结核治疗3~6个月。

84.解析：由题干判断病人出现了失血性休克，应首先静脉快速滴注平衡盐溶液和人工胶体液。

85.解析：一氧化碳中毒时，脑、心对缺氧最敏感，常最先受损。

86.解析：几乎所有的系统性红斑狼疮病人均有肾脏损害，约97%的病人有狼疮性肾炎。

87~88题解析：女性一生按年龄可划分为六个时期，即新生儿期（出生后4周内）、幼年期（从出生4周到12岁左右）、青春期（从月经初潮开始至生殖器官发育成熟，大约在10~19岁）、性成熟期（卵巢功能成熟并有性激素分泌及周期性排卵的时期，一般自18岁左右开始，持续约30年）、围绝经期（卵巢功能逐渐衰退，生殖器官开始萎缩向衰退过渡的时期，包括绝经前期、绝经期和绝经后期）、老年期（卵巢功能进一步衰退、老化，生殖器官萎缩）。

89.解析：闭经的辅助检查包括：子宫功能检查（包括诊断性刮宫、子宫输卵管碘油造影、子宫镜检查及药物撤退试验）、卵巢功能检查（包括基础体温测定、阴道脱落细胞检查、子宫颈黏液结晶检查、血甾体激素测定、B超检测及卵巢兴奋试验）、垂体功能检查（包括血PRL、FSH、LH放射免疫测定、垂体兴奋试验、影像学检查、甲状腺功能及肾上腺功能等检查）。

90.解析：子宫内膜诊刮既是诊断方法，也是治疗方法（通过诊刮达到止血及明确子宫内膜病理诊断的目的）。

91.解析：痉挛性脑瘫病变主要在锥体束，表现多为双侧性。瘫痪形式可有四肢瘫、偏瘫、截瘫和单瘫。

92.共济失调型病变主要在小脑。表现为步态不稳，快变轮换的动作差，肌张力低下，指鼻试验阳性等。

93.解析：俯屈时，胎头继续下降至骨盆底，处于半俯屈状态的胎头枕骨遇到肛提肌及骨盆侧壁的阻力，借杠杆作用胎头进一步俯屈，使下颌接近胸部，由胎头衔接时的枕横径变为枕下前囟径，以适应产道的最小径线，有利于胎头继续下降。

94.解析：胎头为适应骨盆纵轴而旋转，使其矢状缝与中骨盆及骨盆出口前后径相一致，称为内旋转。

95.解析：质子泵抑制剂中以奥美拉唑为代表，是目前最强的胃酸分泌抑制剂。

96.解析：保护胃黏膜的药物有枸橼酸铋钾、硫糖铝、前列腺素类药物。

97~98题解析：器官移植根据移植物来源分为自体移植（以自身的细胞、组织或器官进行移植，可永久存活）、同质移植（一卵双生的孪生兄弟或孪生姐妹，其组织器官相互移植，亦能永久存活而不产生排斥反应）、同种异体移植（供体和受体属于同一种族，如人的组织或器官移植给另一人，短时期内可存活，但以后有排斥反应，移植物不能永久存活）、异种异体移植（以不同种族动物的组织进行移植，有强烈的排斥反应）。

99~100题解析：大肠癌Dukes分期：A期癌肿浸润深度限于直肠壁内，未穿出深肌层，且无淋巴结转移。B期癌肿侵犯浆膜层，亦可侵入浆膜外或肠外周围组织，但尚能整块切除，无淋巴结转移。C期癌肿侵犯肠壁全层或未侵犯全层，但伴有淋巴结转移：C_1期癌肿伴有癌灶附近肠旁及系膜淋巴结转移；C_2期癌肿伴有系膜根部淋巴结转移，尚能根治切除。D期癌肿伴有远处器官转移、局部广泛浸润或淋巴结广泛转移不能根治性切除。因此，99题选B，100题选D。

护考应急包

2025
护理学（师）
单科一次过

基础知识 全真模拟试卷与解析

全真模拟试卷（八）

全国卫生专业技术资格考试研究专家组　编写

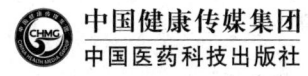

中国健康传媒集团
中国医药科技出版社

内 容 提 要

本书根据最新考试大纲要求，通过分析历年考试真题，并在研究命题规律的基础上精心编写而成。供考生进行模拟自测，梳理对知识点的掌握程度，顺利通关考试。本套试卷分为试题和答案及解析两大部分，以便学生自测后核对答案更加方便。试卷中题型、题量及题目难易程度与考试真题保持高度一致，考生根据自己未通过的科目选择相应的试卷即可。

图书在版编目（CIP）数据

2025护理学（师）单科一次过全真模拟试卷与解析. 基础知识 / 全国卫生专业技术资格考试研究专家组编写. 北京：中国医药科技出版社，2024.9.（2025.2重印）--（护考应急包）. -- ISBN 978-7-5214-4790-3

Ⅰ. R47-44

中国国家版本馆CIP数据核字第2024SU2522号

美术编辑	陈君杞
版式设计	南博文化
出版	中国健康传媒集团｜中国医药科技出版社
地址	北京市海淀区文慧园北路甲22号
邮编	100082
电话	发行：010-62227427 邮购：010-62236938
网址	www.cmstp.com
规格	889×1194mm $^{1}/_{16}$
印张	8
字数	298千字
版次	2024年9月第1版
印次	2025年2月第2次印刷
印刷	北京金康利印刷有限公司
经销	全国各地新华书店
书号	ISBN 978-7-5214-4790-3
定价	25.00元

版权所有　盗版必究

举报电话：010-62228771

本社图书如存在印装质量问题请与本社联系调换

获取新书信息、投稿、为图书纠错，请扫码联系我们。

试题部分

一、以下每一道考题下面有A、B、C、D、E五个备选答案。请从中选择一个最佳答案，并在答题卡上将相应题号的相应字母所属的方框涂黑。

1. 肾单位的组成是
   A.皮质和髓质
   B.肾小体和肾小管
   C.肾小球和肾小管
   D.肾小体和集合管
   E.肾小球和肾小囊

2. 老年男性泌尿系统梗阻常见的病因是
   A.前列腺增生症
   B.先天性畸形
   C.盆腔内疾病
   D.结石、损伤
   E.包皮过长

3. 系统性红斑狼疮的发病机制是
   A.药物过敏
   B.劳累过度
   C.吸烟饮酒过多
   D.烈日暴晒
   E.自身免疫

4. 脑出血最常见的病因是
   A.冠心病
   B.风心病
   C.心肌炎
   D.高血压
   E.肺心病

5. 长期无保护地接触X线可引起
   A.肺结核
   B.营养不良
   C.骨髓受抑制
   D.骨脱钙
   E.表皮灼伤

6. 肛管周围脓肿是指
   A.肛管直肠周围间隙感染所形成的脓肿
   B.肛门旁粉瘤感染所形成的脓肿
   C.直肠膀胱陷窝内的脓肿
   D.外痔合并感染所形成的脓肿
   E.内痔合并感染所形成的脓肿

7. 导致慢性肾小球肾炎加重的饮食因素是
   A.高纤维素饮食
   B.低必需氨基酸饮食
   C.低钾饮食
   D.低钠、低蛋白饮食
   E.高蛋白、高脂饮食

8. 不属于局部麻醉的是
   A.颈丛阻滞
   B.臂丛阻滞
   C.硬膜外阻滞
   D.区域阻滞
   E.神经阻滞

9. 结核杆菌感染人体，进入肾皮质形成小病灶，病人免疫力较强使病灶愈合，未出现症状。此病理类型是
   A.肾盂结核
   B.临床结核
   C.病理肾结核
   D.肾小管结核
   E.肾小球结核

10. 各类休克共同的病理生理改变是
    A.酸碱平衡失调
    B.组织细胞坏死
    C.外周血管阻力升高
    D.有效循环血量锐减
    E.心排出量减少

11. 肾盂肾炎的最常见感染途径是
    A.接触感染
    B.直接感染
    C.淋巴管感染
    D.血行感染
    E.上行感染

12. 缺铁性贫血最常见的病因是
    A.生物因素
    B.理化因素
    C.慢性失血
    D.铁吸收不良
    E.需要量增加而摄入不足

13. 短暂性脑缺血发作的主要病因是
    A.持久发作心房颤动

B.风湿性心脏瓣膜病
C.先天性血管畸形
D.结节性动脉炎
E.动脉硬化

14.多器官功能障碍中最常见的器官是
　A.中枢神经系统
　B.肝
　C.肾
　D.肺
　E.心脏

15.猩红热患儿进行病原学检查时，在治疗前多用
　A.皮肤渗出物培养
　B.血培养
　C.咽拭子培养
　D.尿培养
　E.大便培养

16.临产后的主要产力是
　A.阴道收缩力
　B.子宫收缩力
　C.肛提肌收缩力
　D.膈肌收缩力
　E.腹肌收缩力

17.目前我国孕龄妇女采用的主要避孕措施是
　A.皮下埋植缓释系统避孕药
　B.速效避孕药
　C.短效口服避孕药
　D.宫内节育器
　E.安全期避孕

18.多器官功能障碍时最先受损的脏器是
　A.脑
　B.心
　C.肾
　D.肺
　E.肝

19.风湿性心脏病最易受累的瓣膜是
　A.联合瓣膜
　B.肺动脉瓣
　C.二尖瓣
　D.主动脉瓣
　E.三尖瓣

20.护理道德监督的方式**不包括**
　A.自我监督
　B.社会监督
　C.传统习俗

D.制度监督
E.舆论监督

21.破伤风病人在应用镇静药后集中采取护理措施的目的是
　A.防止交叉感染
　B.减少刺激引起的抽搐
　C.减少播散机会
　D.增强治疗护理效果
　E.提高工作效率

22.临床上最常见的水钠代谢紊乱是
　A.慢性水中毒
　B.急性水中毒
　C.等渗性脱水
　D.低渗性脱水
　E.高渗性脱水

23.已证明与白血病发病有密切关系的病毒是
　A.C型RNA病毒
　B.埃可病毒
　C.流感病毒
　D.柯萨奇病毒
　E.DNA病毒

24.腹部揉面感提示
　A.肝硬化腹水
　B.结核性腹膜炎
　C.急性胰腺炎
　D.急性腹膜炎
　E.急性胃扩张

25.原发性气胸多见于
　A.瘦高体型男性青壮年
　B.肥胖体型男性儿童
　C.矮胖体型女性青年
　D.瘦弱育龄期女性
　E.瘦弱老年人

26.社区获得性肺炎中常见的是
　A.革兰阴性杆菌肺炎
　B.衣原体肺炎
　C.军团菌肺炎
　D.肺炎球菌肺炎
　E.支原体肺炎

27.小儿结核病的主要传播途径是
　A.血液
　B.消化道
　C.呼吸道
　D.皮肤
　E.虫媒

28.护理人员在未取得执业证书期间可以做的临床护理工作是
   A.给病人服药
   B.过敏试验
   C.肌内注射
   D.静脉穿刺
   E.与病人沟通,观察病人病情

29.常温下大脑缺血缺氧持续时间超过多少分钟即可造成不可逆性损害
   A.13~15分钟
   B.10~12分钟
   C.7~9分钟
   D.4~6分钟
   E.1~3分钟

30.引起甲状腺功能亢进症的主要病因是
   A.遗传因素
   B.自身免疫
   C.手术创伤
   D.理化因素
   E.病毒感染

31.由脾破裂出血引起的休克属于
   A.心源性休克
   B.过敏性休克
   C.感染性休克
   D.创伤性休克
   E.低血容量性休克

32.正常足月新生儿出现生理性黄疸的时间在出生后
   A.5天以后
   B.4天以后
   C.48~72小时
   D.24~48小时
   E.24小时内

33.慢性胃窦炎的主要病因是
   A.胆汁反流
   B.暴饮暴食
   C.烟酒过度
   D.消炎药物
   E.幽门螺杆菌感染

34.小儿急性上呼吸道感染最常见的病原体是
   A.衣原体
   B.支原体
   C.病毒
   D.真菌
   E.细菌

35.冠状动脉粥样硬化性心脏病发生心绞痛的原因是
   A.神经功能失调
   B.低血压
   C.心肌缺氧
   D.酶的活性增高
   E.坏死心肌刺激

36.婴幼儿急性肾衰竭时少尿的诊断是24小时尿量少于
   A.600ml
   B.500ml
   C.400ml
   D.300ml
   E.200ml

37.护士执业注册后才能独立从事护理工作,每次注册的有效期限为
   A.注册后6年内有效
   B.注册后5年内有效
   C.注册后4年内有效
   D.注册后3年内有效
   E.注册后2年内有效

38.育龄妇女放置宫内节育器的时间,**不恰当**的是
   A.人工流产术后出血少、宫腔长度<10cm者
   B.哺乳期排除早孕者
   C.剖宫产术后1年
   D.产后3个月
   E.月经干净3~7天

39.原发性肾病综合征主要的致病原因是
   A.感染因素
   B.理化因素
   C.免疫因素
   D.过敏因素
   E.遗传因素

40.与急性肾小球肾炎发病有密切关系的病原体是
   A.真菌
   B.病毒
   C.支原体
   D.葡萄球菌
   E.链球菌

41.**不属于**女性外生殖器的是
   A.前庭大腺
   B.小阴唇
   C.阴道
   D.大阴唇
   E.阴阜

42.心脏病孕妇最易发心衰的时期是分娩期、产后最初3

天内和
A.妊娠34~36周
B.妊娠32~34周
C.妊娠28~40周
D.妊娠20~32周
E.妊娠10~34周

43.类风湿关节炎最基本的病理损害是关节的
A.腔隙变窄
B.腔隙增大
C.骨质疏松
D.软骨炎症
E.滑膜炎

44.胃癌最好发的部位是
A.胃体部
B.胃底部
C.胃窦部
D.贲门部
E.胃小弯

45.与原发性癫痫的发生有关的因素是
A.遗传因素
B.颅脑外伤
C.脑血管病
D.脑肿瘤
E.脑膜炎

46.出现"熊猫眼征"的颅骨骨折是
A.颅盖合并颅中窝骨折
B.颅后窝骨折
C.颅中窝骨折
D.颅前窝骨折
E.颅盖骨折

47.护士发现新生儿口腔黏膜颚中线和齿龈切缘处有黄白色小斑点，正确的护理措施是
A.用无菌针头挑破
B.涂制霉菌素
C.手术切除
D.用力擦净
E.不必处理

48.风湿性疾病不会累及的组织是
A.筋膜
B.滑膜
C.皮下脂肪
D.关节及肌腱
E.骨

49.有关急性胰腺炎病人尿淀粉酶与血清淀粉酶描述正确

的是
A.尿淀粉酶持续增高
B.尿淀粉酶不增高
C.血清淀粉酶先增高
D.尿淀粉酶先增高
E.两者同时增高

50.婴儿易发生溢乳的最主要原因是
A.贲门括约肌松弛
B.胃排空时间长
C.胃逆蠕动
D.胃容量小
E.胃较垂直

51.妇科恶性肿瘤中死亡率最高的是
A.外阴癌
B.前庭大腺癌
C.子宫内膜癌
D.子宫颈癌
E.卵巢癌

52.关于慢性脓胸的描述，错误的是
A.可出现脊柱侧突
B.纵隔向健侧移位
C.肋间隙变窄
D.在壁、脏胸膜之间形成脓腔壁
E.急性脓胸病程超过3个月

53.慢性呼吸衰竭对机体的影响不包括
A.脑水肿
B.左心衰竭
C.心律失常
D.上消化道出血
E.肺性脑病

54.关于正常妊娠期妇女血液成分变化的叙述，正确的是
A.血小板减少
B.血沉加快
C.中性粒细胞减少
D.白细胞减少
E.血浆减少

55.高血压脑病指的是
A.外来血栓堵塞脑动脉
B.脑肿瘤
C.脑血管内压高而破裂
D.血黏稠致脑血栓形成
E.脑小动脉严重痉挛致脑水肿

56.属于绞窄性肠梗阻的是
A.蛔虫性肠梗阻

B.粘连性肠梗阻
C.肠套叠
D.肠扭转
E.麻痹性肠梗阻

57.慢性肾衰竭伴发心力衰竭的原因，一般**不包括**
A.尿毒症性心肌病变
B.消化道出血
C.严重贫血
D.高血压
E.水钠潴留

58.呼气性呼吸困难的病因是
A.大量胸腔积液
B.小支气管痉挛
C.大片肺实变
D.大气管肿瘤
E.气管异物

59.引起门静脉高压症的主要原因是
A.肝外门静脉血栓形成
B.布-加综合征
C.肝炎后肝硬化
D.血吸虫病性肝硬化
E 酒精性肝硬化

60.成人颅内压增高是指颅内压持续高于
A.200mmH$_2$O
B.150mmH$_2$O
C.100mmH$_2$O
D.70mmH$_2$O
E.50mmH$_2$O

61.关于月经周期调节激素的周期性变化，说法不正确的是
A.孕激素在月经来潮前降至最低水平
B.雌激素在月经来潮前达到高峰
C.LH在排卵24小时前达到高峰
D.LH在月经来潮前达到最低水平
E.FSH在月经来潮前达到最低水平

62.婴儿开始出现生理性流涎常在生后
A.9~10个月
B.7~8个月
C.5~6个月
D.3~4个月
E.1~2个月

63.**不属于**人体散热主要方式的是
A.呼吸
B.传导
C.对流
D.辐射
E.蒸发

64.急性呼吸窘迫综合征最基本的病理改变是
A.肺泡表面活性物质缺失
B.血管通透性增高
C.肺泡内及间质水肿
D.酸中毒
E.低氧血症

65.新生儿破伤风的感染途径一般为
A.消化道
B.呼吸道
C.脐带
D.产道
E.宫内

66.患儿，女，10岁。给宠物犬洗澡后即出现咳嗽、咳痰伴喘息发作，诊断为哮喘。引起该患儿哮喘发作最可能的过敏原是
A.细菌感染
B.病毒感染
C.毛屑
D.尘螨
E.花粉

67.病人，女性，40岁。近月来发现有少量鲜血从乳头溢出，但乳房内未触及明显肿块，亦无头痛，考虑诊断为
A.乳腺癌
B.乳管内乳头状瘤
C.乳腺炎症
D.乳腺囊性增生病
E.乳腺纤维腺瘤

68.**不能**用于肠外营养的是
A.大分子聚合物
B.维生素
C.氨基酸
D.葡萄糖
E.脂肪乳剂

69.健康查体，小儿已萌出乳牙18颗，头围48cm。估计其最可能的年龄是
A.10个月
B.12个月
C.18个月
D.2岁
E.3岁

70.病人，男性，46岁。乙肝病史10年。今进食后突然呕血600ml。查体：右上腹部压痛，腹水征(+)，肝质

硬，体积变小，边缘锐利，表面有小结节。病人呕血最可能的原因是
A.食管胃底静脉破裂
B.急性糜烂性胃炎
C.肝癌结节破裂出血
D.消化性溃疡
E.应激性溃疡

71. 病人，女性，29岁。婚后4年，性生活正常，未避孕，未孕，月经正常。经检查男方精液正常，女方宫颈糜烂，B超检查子宫黏膜下肌瘤，双附件正常，基础体温双向，该病人不孕的原因可能是
A.黄体发育不全
B.子宫内膜异位症
C.无排卵
D.子宫肌瘤
E.黄体萎缩不全

72. 病人，女性，44岁。胆石症病人。今餐后1小时突发恶心、呕吐、腹痛、抽搐。腹痛位于上腹正中，为持续性刀割样、阵发性加剧、向腰背部呈带状放射性疼痛，弯腰抱膝可使疼痛减轻。查血淀粉酶680U/L，病人抽搐的原因最可能是
A.低血氯
B.高血钾
C.高血糖
D.低血钙
E.低血糖

73. 病人，女性，35岁。有风湿性心脏病史多年，近日出现胸闷、气促伴下肢水肿，诊断为慢性心力衰竭。引起慢性心力衰竭最常见的诱因是
A.精神过度紧张
B.输液过多过快
C.严重心律失常
D.呼吸道感染
E.严重脱水

74. 病人，男性，52岁。近年出现左小腿发凉，间歇性跛行。应考虑为
A.脉管炎营养障碍期
B.脉管炎局部缺血期
C.下肢小隐静脉曲张
D.下肢大隐静脉曲张
E.脉管炎坏疽期

75. 病变主要在肾脏，临床表现主要在膀胱的疾病是
A.慢性肾盂肾炎
B.急性肾盂肾炎
C.肾结核

D.肾结石
E.肾肿瘤

76. 病人，女性，38岁。患慢性肾小球肾炎不会加重肾损害的因素是
A.心脏期前收缩
B.预防接种
C.感染
D.劳累
E.妊娠

77. 病人，男性，50岁。夜间上腹烧灼痛发作2月余。进食或服阿托品后迅速缓解，诊断为十二指肠溃疡。进食后疼痛缓解的机制是
A.迷走神经张力增加
B.平滑肌松弛
C.胃酸增多
D.胃酸被中和
E.交感神经兴奋

78. 病人，男性，35岁。因利器损伤胸部导致血胸，胸腔穿刺抽出不凝固血，是因为
A.胸腔内渗出液的稀释作用
B.心、肺、膈肌活动去纤维蛋白作用
C.凝血因子减少
D.弥散性血管内凝血
E.出血量太大

79. 病人，男性，55岁。被车从下腹部碾过导致骨盆骨折。来院时面色苍白、腹痛，P124次/分，BP65/30mmHg，腹肌紧张，腹腔穿刺抽出不凝血，无小便。此时不恰当的处理是
A.保暖
B.搬动病人拍X线片检查
C.抽取血标本备血
D.给氧
E.建立静脉通道

80. 病人，女性，48岁。主诉经期延长。平常月经规律，近4个月来月经期长达10天，且出血量多，妇科检查未见异常，诊断为功血，此种情况最佳的止血方法是
A.中草药
B.刮宫术及送病理检查
C.雄激素
D.雌激素
E.止血药

81. 患儿，男，3岁。自1岁起出现活动后气促、乏力，常喜下蹲位，发绀，胸骨左缘第2~4肋间闻及Ⅲ级收缩期杂音，可见杵状指。最可能的原因是

6

A.右位心
B.动脉导管未闭
C.法洛四联症
D.室间隔缺损
E.房间隔缺损

82.病人，男性，61岁。风心病伴二尖瓣狭窄6年，伴心房颤动5年。1小时前无明显原因突然出现意识障碍来诊。最可能的原因是
A.脑血栓形成
B.心房血栓脱落，脑栓塞
C.心排出量减少，脑供血不足
D.发生室颤
E.心跳骤停

83.病人，女性，32岁。甲亢病人。近2周来，眼球突出，眼裂增宽，瞬目减少，突眼度18mm，辐辏反射减弱，双眼聚合不良。出现上述表现的原因最可能是
A.眼外肌和上睑肌张力增高
B.碳酸盐结石
C.球后淋巴细胞浸润
D.球后组织水肿
E.眶内继发肿瘤

二、以下提供若干组考题，每组考题共同使用在考题前列出的A、B、C、D、E五个备选答案。请从中选择一个与考题关系最密切的答案，并在答题卡上将相应题号的相应字母所属的方框涂黑。每个备选答案可能被选择一次、多次或不被选择。

（84~85题共用备选答案）
A.胱氨酸结石
B.碳酸盐结石
C.尿酸盐结石
D.磷酸盐结石
E.草酸盐结石
84.易在碱性尿液中形成的结石是
85.X线不能显影的泌尿系统结石是

（86~87题共用备选答案）
A.黄水状白带
B.血性白带
C.豆渣样白带
D.脓性白带
E.稀薄泡沫状白带
86.滴虫阴道炎的典型症状是
87.外阴阴道假丝酵母菌感染病人白带的性状是

（88~90题共用备选答案）
A.10~12个月

B.7~9个月
C.5~6个月
D.4~6个月
E.2~3个月
88.添加鱼肝油的月龄是
89.添加蛋黄的月龄是
90.添加肉末的月龄是

（91~93题共用备选答案）
A.复合型颈椎病
B.交感神经型颈椎病
C.椎动脉型颈椎病
D.脊髓型颈椎病
E.神经根型颈椎病
91.一过性脑缺血表现见于
92.压头试验阳性体征见于
93.随病情加重，可发生自上而下的上运动神经元性瘫痪见于

（94~95题共用备选答案）
A.化疗
B.手术切除子宫
C.药物流产
D.引产
E.清宫术
94.一旦发现葡萄胎，应尽快行
95.侵蚀性葡萄胎治疗以何种方式为主

（96~97题共用备选答案）
A.毛细血管后括约肌收缩
B.组织灌注量增加
C.静脉回心血量增加
D.血液处于高凝状态
E.微动脉、微静脉收缩
96.微循环扩张期表现为
97.微循环衰竭期表现为

（98~100题共用备选答案）
A.红外线检查
B.活组织病理学检查
C.B超
D.乳腺导管造影
E.乳腺钼靶X线
98.年轻女性乳腺检查首选
99.单孔乳管溢液检查首选
100.老年女性乳腺肿块检查首选

答案与解析

序号	1	2	3	4	5	6	7	8	9	10
答案	B	A	E	D	C	A	E	C	C	D
序号	11	12	13	14	15	16	17	18	19	20
答案	E	C	E	D	C	B	D	D	C	C
序号	21	22	23	24	25	26	27	28	29	30
答案	B	C	A	B	A	D	C	E	D	B
序号	31	32	33	34	35	36	37	38	39	40
答案	E	C	E	C	C	E	B	C	C	E
序号	41	42	43	44	45	46	47	48	49	50
答案	C	B	E	C	A	D	E	C	C	A
序号	51	52	53	54	55	56	57	58	59	60
答案	E	B	B	B	E	D	B	B	C	A
序号	61	62	63	64	65	66	67	68	69	70
答案	B	D	A	B	C	C	B	A	D	C
序号	71	72	73	74	75	76	77	78	79	80
答案	D	D	D	B	C	A	D	B	B	B
序号	81	82	83	84	85	86	87	88	89	90
答案	C	B	A	D	C	E	C	E	D	B
序号	91	92	93	94	95	96	97	98	99	100
答案	C	E	D	E	A	A	D	C	D	E

1.解析：肾单位是组成肾脏结构和功能的基本单位，包括肾小体和肾小管。
2.解析：前列腺增生是老年男性泌尿系统梗阻最常见的病因。
3.解析：系统性红斑狼疮（SLE）是一种多发于青年女性的累及多脏器的自身免疫性结缔组织病。其发病机制与自身免疫力有关。
4.解析：脑出血以高血压动脉硬化引起最常见。
5.解析：长期无保护地接触X射线可导致骨髓抑制。
6.解析：直肠肛管周围脓肿是指直肠肛管周围软组织内或其周围间隙发生的急性化脓性感染。
7.解析：慢性肾小球肾炎病人应限制蛋白质和脂质的摄入。
8.解析：常见的局部麻醉有表面麻醉、局部浸润麻醉、区域阻滞、神经及神经丛阻滞四类。神经及神经丛阻滞包括臂丛神经阻滞、颈丛神经阻滞、肋间神经阻滞和指（趾）神经阻滞。静脉局部麻醉是局部麻醉的另一种形式。硬膜外阻滞属于椎管内麻醉。
9.解析：由于该处血循环丰富，修复力较强，如病人免疫状况良好，感染细菌数量少或毒力较小，这种早期微小结核病灶可以全部自行愈合，临床上常不出现症状，称为"病理肾结核"。但此期可在尿液中查见结核杆菌。

10. 解析：各类休克的共同病理生理改变是有效循环血量锐减，组织灌注不足。
11. 解析：上行感染是肾盂肾炎最常见的感染。
12. 解析：慢性失血是导致成人缺铁性贫血的最常见原因，如胃十二指肠溃疡、月经过多、咯血等。
13. 解析：短暂性脑缺血发作主要是由于动脉硬化引起。
14. 解析：多系统器官功能衰竭中最常见的器官是肺，其次是肾、肝、心、中枢神经系统、胃肠、免疫系统以及凝血系统。
15. 解析：猩红热患儿进行病原学检查时，咽拭子细菌培养可分离出致病菌。
16. 解析：临产后的主要产力是子宫收缩力。
17. 解析：宫内节育器是一种安全、有效、简便、经济、可逆的避孕工具，为我国育龄妇女采用的主要避孕措施。
18. 解析：多器官功能障碍时最先受损的脏器是肺。
19. 解析：风湿性心脏病病人二尖瓣最常受累，其次为主动脉瓣。
20. 解析：护理道德监督的方式不包括传统习俗。
21. 解析：破伤风病人入院后应住隔离病室，避免光、声刺激，减少刺激引起抽搐。
22. 解析：等渗性缺水又称急性缺水或混合性缺水，是临床上最多见的脱水类型。
23. 解析：已证明与白血病发病有密切关系的病毒是C型RNA病毒。
24. 解析：柔韧感是由于腹膜受到轻度刺激或慢性炎症所造成的，是粘连型结核性腹膜炎的临床特征。
25. 解析：原发性气胸多于瘦高体型的男性青壮年。
26. 解析：社区获得性肺炎常见病原体为肺炎链球菌。
27. 解析：结核病主要经呼吸道传播。
28. 解析：护理人员未取得执业证书期间只能从事无创性操作，如病情观察等。
29. 解析：大脑持续缺氧超过4~6分钟，可对大脑造成不可逆损害。
30. 解析：甲状腺功能亢进症是由各种原因引起的循环血中甲状腺素增多而出现以全身代谢亢进为主要特征的疾病总称，其主要的致病因素是自身免疫。
31. 解析：低血容量休克包括失血性休克和创伤性休克。失血性休克多见于大血管破裂，腹部损伤引起肝、脾破裂，胃十二指肠出血等；创伤性休克多见于严重外伤，如挤压伤或大手术等。
32. 解析：足月儿生后2~3天出现黄疸，4~5天达高峰，5~7天消退，最迟不超过2周。
33. 解析：慢性胃窦炎的主要病因是幽门螺杆菌感染。
34. 解析：各种病毒和细菌均可引起急性上呼吸道感染，90%以上为病毒感染。
35. 解析：冠状动脉粥样硬化性心脏病发生心绞痛的原因是心肌缺血缺氧。
36. 解析：婴幼儿急性肾衰竭时少尿是24小时尿量少于200ml。
37. 解析：护士执业注册有效期为5年。护士执业注册有效期届满需要继续执业的，应在有效期届满前30日，向原注册部门申请延续注册。
38. 解析：育龄妇女放置宫内节育器的时间：（1）月经干净3~7日无性交；（2）人工流产后立即放置；（3）产后42天恶露已干净，会阴伤口愈合，子宫恢复正常；（4）剖宫产后半年放置；（5）自然流产于正常月经恢复后放置，药物流产2次正常月经恢复后放置；（6）哺乳期放置应先排除早孕。
39. 解析：原发性肾病综合征的主要病因是免疫因素。
40. 解析：急性肾小球肾炎多见于链球菌感染后。
41. 解析：阴道属于女性内生殖器，其他选项均属于女性外生殖器。
42. 解析：妊娠32~34周、分娩期及产褥期的最初3天，是心脏病病人最危险的时期，极易发生心力衰竭。
43. 解析：类风湿关节炎的基本病理改变是滑膜炎和血管炎，滑膜炎是关节表现的基础，血管炎是关节外表现的基础。
44. 解析：胃癌的好发部位以胃窦部为主，占50%，其次是胃底贲门部，约占1/3。
45. 解析：与原发性癫痫的发生有关的因素是遗传因素。
46. 解析：颅前窝骨折时出血可经鼻流出，或进入眶内在眼睑和球结膜下形成瘀血斑，俗称"熊猫眼"或"兔眼征"。
47. 解析：该新生儿的表现是"马牙"，不用做特别处理。
48. 解析：风湿性疾病泛指影响骨、关节及其周围软组织，如肌肉、滑囊、肌腱、筋膜、神经等的一组疾病。
49. 解析：尿淀粉酶较血清淀粉酶增高较迟，于急性胰腺炎起病后12~24小时开始增高，下降亦较慢，多持续3~10天。
50. 解析：婴幼儿胃呈水平位，贲门括约肌发育差，幽门括约肌较发达，易发生溢乳。

51. 解析：妇科恶性肿瘤中死亡率最高的是卵巢癌。
52. 解析：慢性脓胸时，纵隔向患侧移位。
53. 解析：慢性呼吸衰竭对机体的影响不包括左心衰竭。
54. 解析：正常妊娠期妇女血液成分变化：白细胞轻度增加，中性粒细胞增多，血浆平均增加1000ml，血沉加快。
55. 解析：高血压脑病是指当血压突然升高超过脑血流自动调节的阈值（中心动脉压大于140mmHg）时，脑血流出现高灌注，毛细管血压力过高，渗透性增强，导致脑水肿和颅内压增高，甚至脑疝的形成，引起的一系列暂时性脑循环功能障碍的临床表现。
56. 解析：属于绞窄性肠梗阻的是肠扭转。
57. 解析：消化道出血不会引起慢性肾衰伴心力衰竭。
58. 解析：呼气性呼吸困难是由于肺组织弹性减弱、小支气管痉挛或狭窄所致。
59. 解析：引起门静脉高血压症的主要原因是肝炎后肝硬化。
60. 解析：颅内压增高是神经外科常见临床病理综合征，是颅脑损伤、脑肿瘤、脑出血、脑积水和颅内炎症等所共有征象，由于上述疾病使颅腔内容物体积增加，导致颅内压持续在2.0kPa（200mmH$_2$O）以上，从而引起的相应的综合征，称为颅内压增高。
61. 解析：在月经第7日卵泡分泌雌激素量迅速增加，于排卵前达高峰。
62. 解析：小儿生后3~4个月唾液腺才发育完善，分泌唾液量明显增加，但此时因口腔较浅，又吞咽不及时而常出现生理性流涎现象。
63. 解析：人体的散热方式有四种：分别是辐射、传导、对流和蒸发。
64. 解析：急性呼吸窘迫综合征主要病理特征为由于肺微血管通透性增高，导致肺泡渗出液中富含蛋白质，进而肺水肿及透明膜形成。
65. 解析：新生儿破伤风是指破伤风梭状杆菌侵入脐部，并产生痉挛毒素引起以牙关紧闭和全身肌肉强直性痉挛为特征的急性感染性疾病。
66. 解析：该患儿因给宠物犬洗澡导致哮喘发作，因此引起患儿发作可能的过敏原是毛屑。
67. 解析：乳头有血性液体溢出，考虑为乳管内乳头状瘤。
68. 解析：肠外营养是经静脉途径供应病人所需的营养要素，包括热量（碳水化合物、脂肪乳剂）、必需和非必需氨基酸、维生素、电解质及微量元素。
69. 解析：小儿已萌出乳牙18颗，头围48cm。估计其最可能的年龄是2岁。
70. 解析：根据该病人的表现，病人出现呕血的原因是肝癌结节破裂出血。
71. 解析：根据该病人的表现，该病人不孕的原因可能是子宫肌瘤。
72. 解析：根据该病人的表现，病人抽搐的原因最可能是低血钙。
73. 解析：引起慢性心力衰竭最常见的诱因是呼吸道感染。
74. 解析：间歇性跛行是脉管炎局部缺血期的主要症状。
75. 解析：肾结核病灶在肾脏，症状在膀胱，膀胱刺激征是肾结核的典型症状。
76. 解析：感染、劳累、妊娠及肾毒性药物（如氨基糖苷类抗生素等）均可能损伤肾脏，导致肾功能恶化，应予以避免。
77. 解析：十二指肠溃疡病人，当疼痛发作时进食可减轻疼痛，是因为食物进入胃后降低了胃内酸度。
78. 解析：当胸腔内迅速积聚大量血液，超过肺、心包和膈肌运动所引起的去纤维蛋白作用时，胸腔内积血发生凝固，形成凝固性血胸。
79. 解析：骨盆骨折合并腹腔内脏破裂时，不宜移动病人。
80. 解析：此时需查明经期延长的原因，应采用刮宫术及送病理检查。
81. 解析：法洛四联症表现为青紫、蹲踞症状、杵状指（趾）、缺氧发作，体格检查时胸骨左缘第2~4肋间可闻及Ⅱ~Ⅲ级粗糙喷射性收缩期杂音。
82. 解析：该病人最可能的原因是心房血栓脱落堵塞脑血管，造成脑栓塞。
83. 解析：根据该病人的临床表现，可判断原因是眼外肌和上睑张力增高。
84. 解析：尿酸结石和胱氨酸结石在酸性尿中形成，磷酸镁铵结石和磷酸钙结石在碱性尿中形成。
85. 解析：尿酸盐、胱氨酸等含钙少的结石，因X线能穿透它，所以X线不能显示；故又称"阴性结石"或"透光性结石"。
86~87题解析：滴虫阴道炎分泌物典型特点为：稀薄脓性、黄绿色、泡沫状、有臭味；外阴阴道假丝酵母菌病的分泌物特征为：白色稠厚呈凝乳或豆腐渣样。

88~90解析：婴儿辅助食品添加顺序：2~3月龄添加鱼肝油等；4~6月龄添加蛋黄、无刺鱼泥等；7~9月龄添加软饭、肉末等；10~12月龄：添加碎菜、烂饭等。

91.解析：椎动脉型颈椎病曾有猝倒发作，并伴有颈性眩晕。

92.解析：神经根型颈椎病具有较典型的神经根性症状（麻木、疼痛），且范围与颈椎神经所支配的区域相一致。压头试验或臂丛牵拉试验阳性。

93.解析：脊髓型颈椎病变是脊髓压迫症病理改变之一。临床表现因病变脊髓被侵袭的程度、部位和范围而异。感觉障碍多不规律，手臂的麻木多见，但客观上浅痛觉障碍与病变所支配皮节不一定对应，深感觉少有受累者，可有胸或腹束带感，此时常伴有腹壁反射增强。上肢通常多以下运动神经元通路损害为主，下肢多为上运动神经元通路异常，表现为肌张力不同程度的增高和肌力减弱，膝反射和跟腱反射活跃、亢进，出现踝阵挛、髌阵挛、Babinski征呈阳性。

94.解析：葡萄胎诊断一经成立，应及时清宫。

95.解析：侵蚀性葡萄胎的治疗原则为采用化疗为主、手术和放疗为辅的综合治疗。

96.解析：微循环扩张期：毛细血管前括约肌舒张，而后括约肌则因对其敏感性低仍处于收缩状态。微循环衰竭期：淤滞在微循环内的黏稠血液在酸性环境中处于高凝状态，红细胞和血小板容易发生聚集并在血管内形成微血栓，甚至引起弥散性血管内凝血。

97.解析：微循环衰竭期（休克失常期）：出现弥散性血管内凝血，使血液灌流停止，细胞缺氧更为加重，造成细胞自溶，并且损害其他细胞，引起各器官的功能性和器质性损害。如毛细血管的阻塞超过1小时，受害细胞的代谢即停止，细胞本身也将死亡。

98.解析：年轻女性乳腺检查首选B超，因为它没有X线的电离辐射。

99.解析：单孔乳管溢液检查首选乳腺导管造影。

100.解析：老年女性乳腺肿块检查首选乳腺钼靶X线检查。